看見我，你就幸福了

許竣超——著

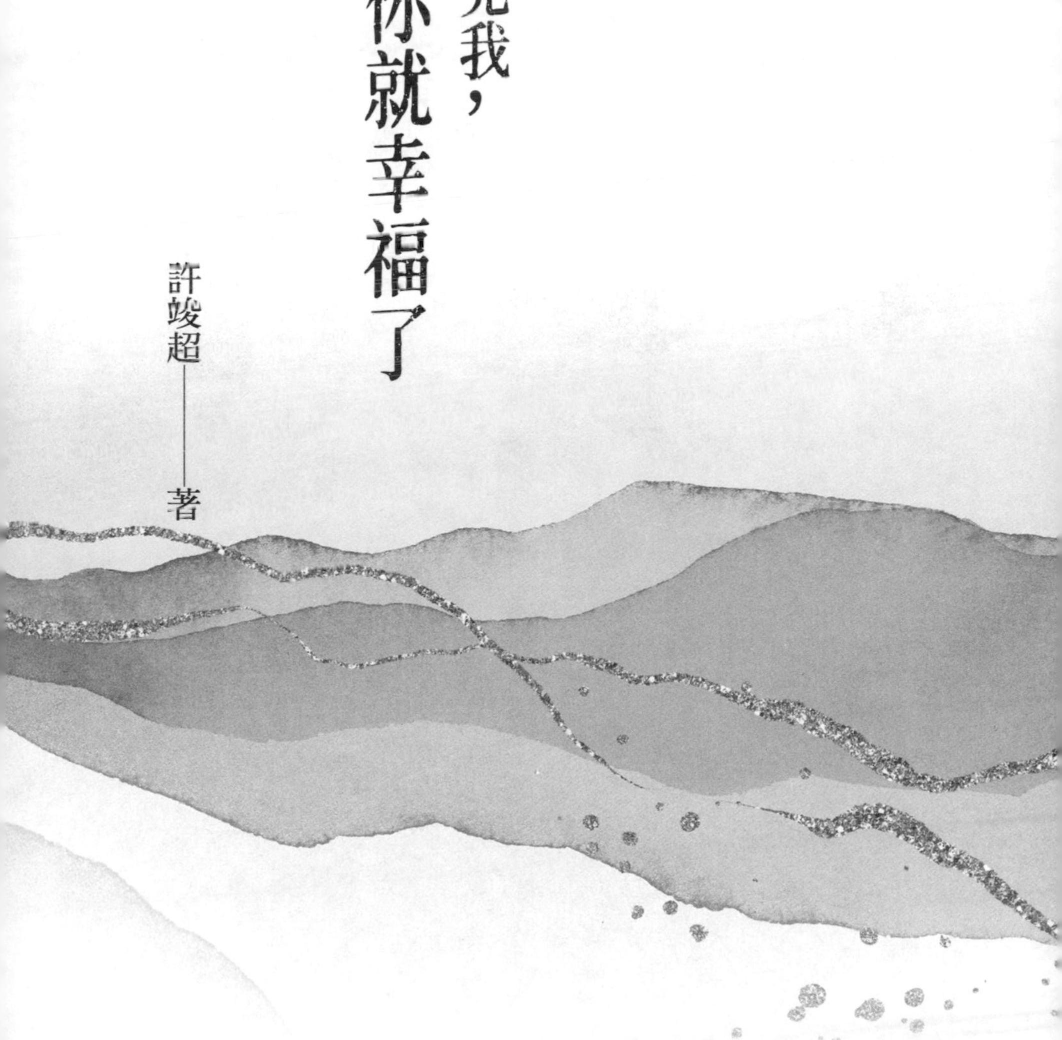

推薦序

編者序

自　序

第一章　人生序幕

第二章 絕望

第三章　找出路

第四章 逆來順受

第五章 每況愈下

第六章　永遠有希望

後　記

推薦序——萎縮的肢體退卻不了堅毅的心靈——一位生命勇者

人來人往的北港小鎮裡，香煙裊裊，繁華依舊，但卻有一個不平凡的故事－生命勇者阿超。

我們說：「人生如戲！」每個人的劇本早已寫好，只是不能事先翻開來看。上天在阿超的人生序幕裡意外的開了一個大玩笑，確診裘馨氏先天肌肉萎縮症，隨著時間的過去，身軀肢體日漸孱弱，脫離身心靈的控制，縱使知道所有人間五味，卻需比別人更費力為生存吸那口氣。在絕望的過程裡，面對事實真的需要勇氣，阿超以堅毅的心靈，逆境求生，不放棄任何機會，勇敢面對生命的考驗，寫著一位生命勇者的故事。

照顧阿超的過程裡，他常鼓勵大家，珍惜眼前，把握當下，永遠感恩。「看見我，你就幸福了」。加油吧！大家！

蔡昆道（中國醫藥大學北港附設醫院內科部長—肺癌團隊）

推薦序——只能用「刻骨銘心」來形容我認識的超人—阿超

阿超是一位神奇的、也是臺灣目前最長壽肌萎症的患者，他勇於面對生命不斷而來的逆境和極其孝順的心，充分在書裡有著感人的述說。超哥更是一個極為善良、體貼、細膩且直白的一個人，和他交談常常又氣又笑又流淚！

我認識的超哥有廿多年了！

這廿多年來，聽他每天念茲在茲的就是媽媽，如何辛苦地帶著他和弟弟，歷盡無數的困難，南北奔走地醫治兄弟倆。現今超哥都已經五十多歲了！媽媽還是每天不辭辛勞地呵護阿超日常生活所需，所以超哥希望藉由這本書來表達對母親的愛於萬一，更是要肯定他自身存在的價值。

超哥，您真的是太棒了！

近日升級成舅公，責任和喜樂又增加了許多！

您真的太重要了，愈是在這個混沌脆弱的時代，愈是須要更多的人來看到您的堅毅與美麗的心！
繼續加油，你永遠的好友。

賀慕竹（嘉義新民中醫院長）
老賀寫於辛丑年・大暑——新冠疫情第二年

推薦序——臺灣版的霍金——一位參透生命的智者

認識阿超是我剛從英國進修回國，轉調北港附設醫院之時，他給我的第一個印象是鮮少患有裘馨氏肌肉萎縮症的病人，可以活得這麼自在、這麼好。阿超與我們呼吸照護病房的醫護同仁有很好的互動，有些同仁下班前都會特別過來與他說說話，就像朋友之間的深厚友誼。

以目前醫學的進展，這種疾病將導致病人無法脫離呼吸器。站在醫學立場，則是盡力提升他的生活品質。我們請工務課人員幫忙改裝，讓他可以坐上輪椅，椅下安裝呼吸器，使他能到醫院外的校園去「散步」。我們也特地為了圓他投票的夢，不惜動用醫院的資源及醫護團隊，一同陪阿超投下二〇〇四年總統大選的一票。對於一般人，投票可能是件微不足道的小事，甚至無暇顧及，但對於阿超來說，卻是具有重大意義的里程碑。

由此可見阿超並不因他的痼疾而沮喪，而是勇敢面對現實。印象中，他很好奇也很好學，渴望探索外面的世界。後來我調回臺中本院，許久未聯絡。

前陣子當我正在準備一個關於呼吸器脫離困難病人的演講，也恰巧在此時收到了阿超的書籍推薦序的邀稿，閱畢本書後更是被阿超參透生命的智慧澈底震撼了。

阿超讓我聯想到英國的天文物理學家史蒂芬霍金，他們有很多相似之處。

※他們都患有神經肌肉疾病，會引發肌肉無力、呼吸衰竭，但他們都很聰明，且相當有智慧。

※他們都勇敢面對現實，接受現代醫療的介入。例如：使用氣切及呼吸器延長壽命，去做他們認為有意義的志業，擴大生命的價值。

※他們背後都有家人強力的支持，再加上面對人生不服輸的人格特質。使他們相較於有著同樣疾病的患者們，生命更顯得意義非凡。

阿超是與生命搏鬥的勇士，更是參透人生的智者。

希望本書的問世，能鼓勵眾多不易脫離呼吸器的患者，活出精彩的人生。

顏志慶（中國醫藥大學附設台中醫院胸腔科主任）

推薦序——自由的實相

西班牙出生的法國籍超現實主義導演布紐爾（Luis Bunuel）於一九七四年所發表的電影作品《自由的幻影》（The Phantom of Liberty），其內容以嘲諷、詼諧、不合於一般邏輯的描述架構，來說明絕大多數的人們都被有形的物質與既有成規所桎梏，活在自以為的自由當中。布紐爾嘲諷地球上的人們，鎮日汲汲營營，為物所役而不自知，對於自己手中的自由與幸福視而不見、執意外求，生活的框架無法逃脫既有思維。

第一次受到超哥的邀請為書寫序，已經是二〇〇九年的事了，超哥將原本的內容修改潤飾後重新出版，再度受邀，個人實非常榮幸。超哥不但文筆更見純熟，下標題及分析情境時，用更加客觀及激盪人心的語法，給予讀者正能量。

上天剝奪了超哥行動的自由，卻給了他真正親近自由的機會，試問，我們有多少人能有機會不受固定的生活瑣事所影響，有時間徜徉於網路的浩瀚海中？還可以用文字來表達對母愛偉大的讚頌？我們又有多少人能不受拘束的將自己奮力燃燒的生命以文字記錄下來？又有多少人能常常讓自己的頭腦任意馳騁於宇宙間而不受拘束呢？

我非常推薦醫護工作人員拜讀這本書，因為它記載了民國四十年代至今的臺灣民間醫療史，包含了醫師對病症束手無策的遲疑與逃避、包含了護理人員比醫師更貼近病患心情的實境、包含了各式各色民間的另類醫療（六呎X、深山林中的仙醫等）、還包含了利用病患與家屬無助來斂財的集團（仙姑橋段）。也推薦病患與家屬讀這本書，因為它見證了家屬與病患如何克服重重困難，由追求健康的過程到體會生命愛的真諦。同時推薦給為人父母與子女者，因為它見證家庭關係中，父親在家庭順境中雖然會表現強勢，不過一旦家庭遇到困難，表現更堅強的卻往往是母親。

何旭爵（安法診所耳鼻喉科醫師）

推薦序——再見阿超

　　時間過的真快，認識「超哥」轉眼間已經過了十五個年頭，能認識「超哥」是一個偶然的機緣，在二〇〇五年初的一個餐會上，遇見了當時大林慈濟醫院耳鼻喉科的何旭爵醫師和科技輔具文教基金會的楊國屏教授，讓我有機會聽到「超哥」的圓夢計畫，也開啟了神奇的緣份。

　　後來，在何醫師的邀約下，有機會跟「超哥」進行第一次的接觸。從何醫師的簡述和過去的服務經驗，帶著一些操作電腦的輔具和裝有評估軟體的筆電，來到呼吸照護病房，「超哥」躺臥在床上用著食道語和大家問好。一陣寒暄之後，我先問「超哥」他想用電腦做什麼事？他用堅定的語氣但微弱的聲音說：「寫書」，要寫出自己的成長過程。當下讓我不禁在內心思索著，是什麼力量讓人可以有如此堅定且明確的目標，而當時，他是連電腦鍵盤和滑鼠都無法順利使用！

　　寫書是為了感謝媽媽，感謝媽媽在自己從小受肌肉萎縮症影響行動以來的照顧，尤其是在住進呼吸照護病房後，不管烈日或寒風，媽媽每天都帶著「有媽媽的味道」的飯菜來餵「超哥」吃。看到母親走路步伐蹣跚時的背影，「超哥」想到應該要趁著還有能力的時候，寫一本書來報答媽媽辛苦的養育之恩。

不知是否機緣已經成熟，「超哥」試了一下，就可以用軌跡球滑鼠的滾輪，正確的滾動滑鼠游標到指定的區域，接著再利用另一手的拇指來操作單鍵開關做左鍵點選，結果超哥就可以完成指定的滑鼠點選動作了。

就是這樣堅定的信念，在第一段文字「感恩大家的幫忙」之後，「超哥」利用特別改裝的軌跡球滑鼠，每天都花好幾個小時在寫作！不到一年就寫超過廿五萬字，最後竟寫了六十多萬字，也出版了「１２０度的天空」的第一本書，紀錄「超哥」成長的過程中，媽媽從小對他的愛和關懷，把對媽媽的感謝化成句句令人動容的文字。

這一本新書是「超哥」的第二本大作了，閱讀這本新書，則讓我有機會再次進到「超哥」的生命過程，更完整的敘說從小到發病、經歷求醫、住院到弟弟離世的故事以及「超哥」的體悟。從字句中仍然可以深深體會到媽媽無限的愛，可以讀到「超哥」對生命挑戰的堅強。這本書的內容，不但是「超哥」個人的生命故事，也可以視為臺灣從農業社會發展到工業國家過程中，一篇醫療發展史；更是傳統媽媽對孩子無怨無悔付出的偉大故事。

在文章中，「超哥」不只讓我們看到他如何面對逐漸受到疾病禁錮的身體，更讓我們看到他堅強的心靈。雖然，文末他說「聽到大作兩個字，我只有尷尬、臉紅地笑笑」，但「超哥」已經完成兩本大作了！這本書停在「超哥」準備開始寫書的地方，代表我們在讀完這本精彩的生命首部曲後，應該馬上可以迎來二部曲喔！

陳明聰（嘉義大學附設實驗國民小學校長）

推薦序——超越苦行的修行者

面對無法掌控又看不見未來的事，放棄往往比堅持還容易。

尤其，上天將你身上的資源一點一滴慢慢地抽掉，包括才華、抱負與尊嚴，包括力氣、聲音，甚至，呼吸的能力。

但超哥沒有放棄。因為在他失去所有的時候，他仍擁有母親不離不棄的守候。

這絕對不是一件簡單的事情，多少的淚水、掙扎與懷疑，在他們生命每時每刻劇烈地擺盪，超哥無數次在內心吶喊，為什麼上天選擇他來扮演這個角色？

如果可以，我們都不會樂意接受這個選擇。

認識超哥時，他已是一位長期臥床的病人了，身上只剩兩隻手指頭能活動，努力說話，卻發不出任何聲音。

母親為他一生與病魔纏鬥交手，但終究抵抗不了該來的病程，超哥不甘心人生交出白卷，希望能出書向母親致敬。長期照護他的北港媽祖醫院團隊想方設法，卻仍屢屢陷入困境，這個任務經由時任大林慈濟醫院護理部主任呂欣茹轉述後，由慈濟團隊一起承接了下來。

我隨著志工來到他的病榻旁，害羞又激動的他漲紅臉頰，不斷重複說不好意思、對不起。這幾個字彙，吐露的是他對自己病況的內疚與自卑，然而他的生命力是絕對不平凡的。

一九九七年出版的歐洲暢銷書《潛水鐘與蝴蝶》，讓世人知道靈魂被身體禁錮的辛苦，作者用「追瞳器」操控電腦，一字一眨眼寫出回憶錄。但在當時的臺灣，科技輔具並不普及，大林慈濟同仁從院內到院外連結起資源網絡，同心協力、出錢出力，設計出適合他操作的電腦。

由於身體的限制，他無法自行改變身體任何一個部位的擺位，我們一直是以固定的視角在互動。那時他關節早已僵硬萎縮，甚至只要抬高床頭一段時間，身體就會麻、痛、不舒服，那就更別說要如何想像他也曾經能走、能跑，曾是個心思敏銳的翩翩少年，只是那個年少時期，他與罹患相同疾病的弟弟都在尋找對抗疾病的答案中度過。

透過他敲打出來的文字，我們才清晰感受到他有著一顆敏感的心，他的記憶甚至細膩到讓人會痛的程度。

猶記得他第一次使用電腦時，冒汗花了二十分鐘才打出「感恩」二字，但沒想到三年後，他就交出一份高達六十六萬字的文稿，讓人深刻感受他擔憂生命「來不及」的迫切。他喜歡看鳥類的照片，嚮往它們遨遊天際的自由；聽「歐洲合唱團」的《倒數計時》（The Final Countdown）時，他會熱血沸騰，內心狂野到宛如要衝向宇宙；拜社群網絡之賜，他找到了老同學、和陌生人建立起友誼的橋樑，終於不再只能聽自己的腦袋絮絮叨叨……。

現在他快六十歲了！感恩這麼多認識、不認識的人的助緣，他被封印的靈魂重新找到了出口。

這本書是一份愛的奇蹟！是一路走來耐心照顧他的醫護人員與看護，一起完成這項不可能的任務。是用偉大也不足以形容的母愛，背負著彼此的悲喜與卓絕的意志所走過來的。是愛護他的妹妹一生陪伴，不離不棄，四處補位才圓滿的。

十多年來，慈濟人文傳播志業基金會與雲林縣文化基金會曾陸續無償為他出版書籍。要將他鉅細靡遺的文字整理成易讀好看的故事，編輯任務並不輕鬆，過程中，一位編輯人員告訴我，整理竣超的稿子就像在大海中淘珍珠，令人期待與感動。

由衷感恩這麼多人用心在成就。一生苦難的超哥，不知曾在無形之中與多少人結下好緣啊！而今在出版業的寒冬裡，出版社歷經困難為他出書，每一個篇章都能感受到投入與用心。

書中描述的小故事，不知不覺見證了臺灣人半世紀以來，面對未知的病痛的跌跌撞撞與探尋摸索。感恩醫學的進步，也希望大眾珍惜健保資源。

從那些透著苦澀滋味的平凡小事裡，我體會到超哥不平凡的幸福方式。他用苦行完成自己的一生，也超越了苦難的一生。

何姿儀（慈濟志工）

推薦序──勇敢面對生命的考驗，永不妥協的英雄──超哥

躺在這裡，望著醫院的天花板，已經快四十年了，總是要等到病房熄燈那剎那，我才知道，我又過了一天了。

這些年來，那曾使人昏昏欲睡的春風模樣已變模糊了，夏天的陽光熱情的溫度已成為過去，皎潔的秋月也變得遙不可及，更別想冬天家家戶戶團圓圍爐景象了。這些大家習以為常的日子，對我而言，恐怕都要等下輩子了！

我像一隻冬眠的蛇，被困在這個一年四季廿四小時的恆溫室裡，我除了頭腦是清醒的，身體其他的功能大半都在冬眠想動也不能動，有時候還要忍耐全身肌肉萎縮的痛，我無法呼叫，一切只有忍。

我遇過有耐心的醫生與看護，當然也有遇過當著我的面冷嘲熱諷的看護，不管是鼓勵的加油聲音或辱罵詛咒我的聲音，對我而言，都不及感受媽媽開心下廚做我喜歡吃的餐點，來醫院照顧我的那股強大母愛。

他是我佩服的超哥，忍辱偷生，只為媽媽能因為他活著而活著，因為他

看到同為這種病的弟弟選擇妥協離世，母親悲痛的景象，讓超哥無法再選擇同樣的路，他知道只要他活著，母親就會充滿希望的等待醫學奇蹟出現，即使那些咒罵他的穢語，也會被母親的一個笑容殲滅。

千呼萬喚中，超哥的書終於問世了，書中沒有華麗的修飾詞，也別想在書中有高潮迭起的狗血劇情，只有單純的童言童語，濃濃的台式對話。當您的人生失去方向跌到谷底，或不知道生命的意義是什麼時，打開超哥這本淡如開水平凡不過的書，就會知道身處在芸芸眾生中的自己是何其的幸運，更能體會好死不如賴活的真正涵義！

林菽芳（高雄大社區佳芳幼兒園創辦所長）

二〇二一年五月卅日

推薦序——加油

當我第一次看到超哥時，心裡莫名悲傷不僅紅了眼眶心裡說著，老天爺為何要讓他遭受到這種病，先天性裘馨氏肌肉萎縮症呢？

二〇一〇年四月至今認識超哥已經十一年，當年我經由報紙得知他的事情，於是就搭火車到嘉義，再從嘉義搭乘客運到北港全生醫院探望超哥，我跟他的朋友緣份就此展開。

阿超的故事——

超哥人生第一本書，當我翻閱到作者序開頭寫著，你是否能了解我的感受？

他的不甘心，他心裡問著自己問著老天他真的是沒用的人嗎？我紅著眼……

我依然還記得有一年去媽祖醫院探望超哥，他藉由電腦打字跟我說出他的內心話。

他說他曾經好想死，他更擔心他媽媽，他不想就這樣一直躺在病床上，看著他媽媽奔走在家與醫院辛苦來回，他內心感到非常不孝，更恨自己為何會得到這種病，超哥他一邊打字淚水直直流下，我鼓勵他，為他加油打氣，我跟他說，能活著就是平安，平安就是福，老天這樣安排必有祂的道理存在我們必須去接受去面對它，為了媽媽，為了妹妹，為了自己都要面對而勇敢活下去。

超哥有著一份幽默感，私底下也有著小孩子的另一面靦腆，尤其他笑起來的模樣與笑聲很可愛又很靦腆。

許媽媽，堅強的女性，也是一位真正偉大的媽媽，刻苦耐勞為兒子、為女兒，她這一生只要自己的兒女身體健康平安無事，她吃再多的苦都甘願，無奈老天爺讓她失去一位兒子，更讓她另外一個兒子身患罕見疾病，這兩件事情把許媽媽打入萬丈深淵。

堅韌的母性和母愛，許媽媽帶著自己的兒子四處求醫，求神問卜，只要有一線希望不管路程多遠多累，都帶著超哥一同前往去醫治，問神明、問乩童如何化解，中藥一帖接著一帖煎藥，一個希望接著一個希望，但總是讓許媽媽希望落空無語問蒼天，不過許媽媽堅強的韌性依然屹立不搖，她知道她要比一般的媽媽付出更多時間、更多心力去照顧兒子，這是她心裡最掛心的寶貝。

許媽媽的母愛，為自己兒子無怨無悔付出一生，令人敬佩與尊敬，她為了照顧超哥而活，她知道自己歲數大了，她絕不能倒下去。

在此，在這裡我要對超哥說：

超哥，很高興你將要出版第二本書了，做為你的好朋友，真是替你感到光榮。你在第一本書的作者序中寫著：「你是否能了解我的感受呢？」超哥，我能了解你內心所有的感受，加油，我的好朋友—超哥。

林水吉（鑫城精密有限公司）

編者序——成功，不是只有一種樣子

這個社會上大部分的人都以為五子登科、光宗耀祖才算成功，每天汲汲營營向外追尋眼睛看得到的物質結果與成就，不僅忽略了宇宙是由多個空間組合而成，三度空間深受其他空間能量影響的事實，更容易忽略我們周邊最親近、最親愛的人，每日隨波逐流沉溺夢境無法覺醒，也失去了找尋人生意義的動力。

阿超，多年前認識他，是透過嘉義巨報老闆林建廷以及嘉義新民中醫院長賀慕竹的分享，才了解臺灣有這麼一位「堅忍不拔」的鬥士。之所以形容他是堅忍不拔的鬥士，只需將心比心想想他的處境，換作是你，可能早已經頭皮發麻、渾身起雞皮疙瘩，一種難以抵擋的心靈壓迫感重力襲來。

雖然陸續躺在床上都五十年了，但阿超並不因此自暴自棄，而是積極面對困境，加上貴人相助為他量身訂做、架設適合個人使用的電腦、網路和滑鼠，儘管只有一指尖能動，卻從此打開他與無量眾生的連結。更奇特的是，他不受困於肉身，精神更早已超脫，無怪乎他的名字就叫「阿超」，超越肉體、超越生死。

他使用簡單扼要的文筆，透過臉書與他人聊天說地，也分享內在的正能量，把人生一手爛牌打成一手好牌，讓看到他文字的人，都能感受到他字裡的溫暖與孝心，更被他母親黃麗玉女士的愛深深感動而潸然淚下。

「能正向影響別人的人，就是成功的人！」阿超用他的經歷，詮釋了這句話的真諦，也告訴我們：「成功不是只有一種樣子！」我們四肢健全的人在人生道路上，每每遇到困境很容易就掉入抱怨、自怨自艾、找理由解釋、閃躲、低潮⋯⋯等負面情緒中，但阿超現身說法，用心的練習，跟大家分享由負轉正的方式，如同書名《看見我，你就幸福了》，當你看到阿超的遭遇，不妨回頭想想現在的自己，是多麼的幸福。

把握當下吧！

吳文學（谷羊國際文化事業有限公司總編輯）

自序——任務和堅持

我是一個罹患罕見先天性裘馨氏肌肉萎縮症的人，在中國醫藥大學，附設北港媽祖醫院呼吸照護病房，我正依靠呼吸器維持著生命。今年我已經五十八歲了、癱瘓已經卅二年了，以醫院為家也已經住了廿二年了，先後躺在病床超過五十年。以這種罕見疾病而言，在臺灣已是活得最久的病人。我衷心希望這本書會因為我的存在，鼓勵著正面臨人生煎熬的你。

所以，無論我再怎樣不方便、再如何看別人臉色，我一定要堅持到底，非完成此不可能的任務，就是—出書。

這本書是靠著我全身唯一還能動的左手大拇指，笨重的點著鍵盤一點一滴完成的喔，也希望您們就如同書名，「看見我，你就幸福了」，從我的狀態，讓您能珍惜當下。

以前年紀尚年輕時，我就時常對自己的遭遇感到憤憤不平，常常問老天爺，難道人世間所有一切的一切，沒有答案的答案就是答案嗎？甚至恨自己不夠強大，就連拒絕說「不要」的權力都沒有，我常抱怨老天爺為什麼偏偏就非得「絕」一定，要選我出來飾演阿超這個角色。

天啊！你們知道嗎？這齣戲全來真的，每一塊肌肉萎縮時的疼痛，都是那麼的真實，身上的器官骨骼都是真實的感受到它們，正每天一點一滴地受到侵蝕，至今我的身體已經無法動彈，這種劇情我想任何人都不會想演看看的，但是上天就是偏偏指定我，只能說，這戲還真不是人演的啊！

最無奈的是，我已經演了五十八年又七個月，全年無休已經二一三八〇集了，身邊的配角與臨時演員，都不知換了幾輪人了，唯獨主角就是不換，我真的不知要等待到何時才結束這場人生的戲碼，現在只能身不由己的繼續演下去。

在這場歹戲拖棚的劇情中，還有一個人跟我一樣，從頭開演至今也是全年無休，他就是這場戲的女主角，就是我偉大的母親黃麗玉女士。

在這場人生的大戲中，我和弟弟都罹患肌肉萎縮症，發病後，我的媽媽費盡千辛萬苦，四處帶著我和弟弟到各地大小醫院求醫，為了醫治好我們身體，更是翻山越嶺的尋求各種千奇百怪療法，熬煮過數以千計不知有多少種的中藥，滿心期待的購買所謂的仙丹妙藥偏方，天南地北尋求各大小寺廟的符令、瘋狂的走訪尋找民間所謂的特效藥。

我的媽媽常常怕錯過看診時間，會冒著生命的危險，用自己的身軀擋住公車讓我們過馬路，很多次我都聽到，路上緊急踩剎車的刺耳聲音，直到現在午夜夢迴時，那尖銳剎車的聲音仍不絕於耳，讓我從夢中驚醒。

我的媽媽這大半的人生，對於我兄弟倆的病情，總是從充滿希望到失望，但她從不放棄，媽媽總是勇敢地挺過身心的折磨煎熬，即使是竹籃子打水，她還是會勇敢的撫平自己的悲傷與無助，然後，一切再重新來過。

從小每次的跌倒，我總是要費盡全力才能爬起來，因為走路不穩，常引來旁人異樣的眼光，那種看我走路時跌跌撞撞異樣的眼光與鄙視譏笑聲，深深地讓我產生了自卑感。長大後身體外觀異變，更是讓我不敢踏出家門口一步，只好待在家裡與外界隔絕來往。甚至自卑到情非得已，才敢用鏡子照看自己的面孔。

住院後的日子，雖然，內心雖有滿腹理想與抱負，卻是力不從心、有志難伸，我時常的感到茫然無助，只能獨自淚流的問老天爺，我的解藥何時才有呢？每次很想跟老天爺說我不想演了，但是又捨不得離開我的女主角，因為她是我活著的動力，我想每天都能跟她在一起。

雖然，日子過得生不如死又沒尊嚴，有時也會被一些照服員精神霸凌，但只要想到我的母親，我就會更堅強讓自己繼續呼吸活下去。現在，我克服了種種的困難與疼痛，完成了這本書，我想要讓我的媽媽一起分享我的驕傲。

感謝那些曾對我態度惡劣的人，我知道您們尚未覺醒、生命還在夢中，我會讓你們看到我的蛻變，看到一個與生命搏鬥的勇者，看到我是一個不向命運妥協的英雄。

阿超從小因為身體上的病痛，所以書讀得少，如有詞不達意之處，感恩您的包容，阿超的故事雖然沒有妙語如珠，但是字字是赤子之心，句句都是肺腑之言，感恩您的閱讀，祝福好友們健康、喜樂、平安！

而在此十二萬分的感謝，慈濟醫院呂欣茹主任、何旭爵醫師、陳明聰教授、何姿儀小姐費盡心思、人力，設計適合我只剩下一肢，左手能動的大拇指能用的電腦給我使用，我也才能寫完成這本書，無限感恩。以及感謝媽祖醫院蔡昆道醫師、張振田醫師、顏至慶醫師、賀慕竹醫師，給予我的加油、鼓勵和照顧。

許竣超（全臺壽命最長的裘馨氏肌肉萎縮症患者）

第一章　人生序幕

Chapter 1

出生，開始寫人生功課

如果你的人生中，有五十年的時間，是躺在病床上，慢慢地一動也不能動，頭也無法轉，話也說不出來，活像個植物人一樣，只差腦袋瓜裡還能有清楚的意識和想法，我想你應該隨時都會有自殺的念頭生起，但可悲的是，因為動也動不了，所以連起碼的自殺都做不到，實在不知道人活在這個世界上還有什麼意義可言？但是，你若認為我也是這麼想的，那你可就得花點時間把這本書看完，才能知道我這麼精彩的人生故事，還有我是怎麼熬過來的。

一個類似漸凍人，罹患裘馨氏型先天性肌肉萎縮症，肌肉細胞會隨時間日益損傷萎縮，造成患者各關節攣縮變形，甚至影響呼吸肌和心臟肌肉而結束生命，目前醫界仍無特殊治療方式。看到這裡，這就是我—許竣超，一個在臺灣很難見到的特殊疾病患者。我已經躺在床上動彈不得半世紀了，歷經無數次的生命危險關頭，我一步一步靠著家人、醫護人員，還有我內在心靈導師的幫忙走了過來。所以如果你還能站著，看著我的情況，請告訴你自己，你真的已經很幸福，所有的人生難題，也必然能找到出路。

很多人好奇，我這個病是怎麼來的？或許更正確地說，我人生的考驗，是從何時開始的？這個故事得把時間回推，從二次世界大戰時期的臺灣雲林說起。我的母親黃麗玉出生在嘉義與雲林北港交界不遠處的一處鄉下—豐美村，當地人俗稱港尾寮，母親是長女，上有兩位哥哥，下有三個妹妹及一個弟弟，她從小就在家裏幫忙種田、做家事、照顧弟妹。十五歲那年，和兩位堂姊妹相繼到臺北親戚家幫傭，五年後，又回到北港的裁縫店學做衣服，故事也就從這兒發生了……。

初到北港，母親受邀到姑姑家做客，不久即在長輩撮合下，懵懵懂懂嫁給了父親。那年，她廿一歲，爸爸廿二歲；隔年，父親服兵役，下有兩個弟弟、四個妹妹，全都得靠母親代為照料，兩年後父親退伍回來，過不久母親就懷了我。自從有了身孕，母親一直覺得身體有種不知名的異樣感覺，隨著肚子一天天變大，疼痛、不明出血和胎位不正的情況也伴隨而來。大概九個多月，媽媽的羊水破了很久，我卻還「呆」在肚子裡不肯出來，只好找來助產婆接生。因為是長孫又是男生，我的出生成了許家的喜事，只是誰也沒想到，這卻是我和母親人生考驗的開始。

從小我就經常發燒、下痢，小小的雙手和雙腳都被針頭打得淤青、腫脹，母親得不時用毛巾幫我熱敷。她請教小兒科醫師：「為什麼我兒子這麼體弱多病？」醫師診斷認為是奶水太稀了，沒什麼營養成分，我才會喝了拉綠便…。父親退伍後，一直沒找到適合的工作，也沒錢買補品給母親，不知是否是這樣的緣故，當我可以坐嬰兒車時，母親經常發現我的頭部好像缺乏支撐力，晃著晃著就往左右兩側歪過去；同齡的孩子都已經學會走路很久、很久了…，我才學會自己走路。

走路時，腳若不小心踢到東西，我就會被絆倒、撲在地上，經常摔得膝蓋破皮流血、鼻青臉腫，母親每次和長輩談及此事，他們總是帶點事不關己地安慰她，說等「轉大人」的時候多買一些補品來補一補，身體自然就會好起來。好笑吧！但這就是我這磨難人生的開端，居然大人們都沒發現我的異狀。

心的練習

寫這個故事的開端，是想和大家分享，因為我走過一條人們不曾走過的艱難道路，因此可能比別人更懂得把握當下，如果你現在正處於人生低潮，現在請跟著我這樣做：每天出門前先靜下心，然後和家人緊緊地擁抱，同時不要吝惜說聲：「我愛你！」因為愛的力量，是宇宙給予我們最偉大力量，透過祝福大愛的共振，可以洗滌掉我們的負面情緒，轉而成為你我奮鬥的動力。

童年往事，孱弱身軀的體力考驗

從小家裡依靠阿公過活，終究不是長久之計，有人介紹爸爸到高雄一家木材公司上班，我們一家四口就搬到了鳳山，還記得房東叫蕃薯仔伯，我們的房間就在他家後面，蕃薯仔伯家隔壁是一家孵種雞、鴨的工廠。

當媽媽告訴我，可以去幼稚園念書的時候，那時真是高興得不得了。一大早，就自己準備好東西，吵著要媽媽趕快帶我去上幼稚園；每天放學回家第一件事，就是先把該寫的功課寫完。那間幼稚園位在山坡上，得爬十多個石階才能到達。剛開始，還能夠像正常人那樣爬階梯，但爬了約六、七階，腳就會愈來愈沒力，得用手按住膝蓋，才能繼續往上爬，而且體力的考驗也日漸嚴峻。

搬到鳳山一年後，媽媽生下了弟弟。弟弟也喝母奶，同樣發生下痢、拉綠便的情況，那時家裡沒有餘錢可以買奶粉給弟弟喝，幸好他的情況比我好些，也比我好照顧多了。偶爾，媽媽會帶我和妹妹去逛菜市場。菜市場裡，有一個令人印象深刻的人，就是肉鬆店的老闆，他的年紀大約四十歲，沒有雙手，完全靠手肘拿東西、包裝食品、數鈔票、找零錢，卻絲毫不會有差錯，還把整間店鋪打掃得一塵不染。

有一次，我看見他裝盛肉鬆的過程，簡直就像在變魔術一樣，迅速地用手肘把又小又薄又密合的紙袋子搓出一個開口；然後用手肘夾住、轉開肉鬆罐的蓋子；再用一隻手肘插入一支特別設計的杓子；把杓子伸入罐子裡盛肉鬆，再用另一隻手肘按住磅秤上的紙袋尾端；杓子往紙袋的開口處伸入，就把肉鬆倒進紙袋了。不但如此，他還能夠把客人要買的斤兩控制得差不多，店裡的客人也還真不少！

在鳳山住了短短兩年，卻留下不少令我永難忘懷的回憶。那一天將近中午，我在蕃薯仔伯家的廚房幫忙生火，忽然間聽到「轟」的一聲巨響，沒幾分鐘後，就傳來很多大人的驚叫聲。原來，孵蛋廠老闆的小兒子在街上玩棒球，不小心丟中路過的郵差先生，郵差先生一不高興就把球撿起來，丟向正在興建中的三樓樓頂。男孩看見心愛的球被丟到樓頂，就從一樓的鷹架往上爬。沒想到樓頂只鋪上綁好的鋼筋，一條高壓電線剛好斷落在鋼筋上，男孩一伸手要撿球，就被「黏」在鋼筋上無法動彈，接著身體著火，露出頭和手在頂樓外痛苦地哀號。

就在人們說要趕快通知電力公司的人來移除高壓電線時，突然一個人影快速地往樓頂跑去，那是孵蛋廠老闆的大兒子，要去解救躺在火焰中、身體不能動彈的弟弟。出事現場頓時鴉雀無聲。剎那間，又發出一聲很大的巨響，以及人們「啊……」的驚叫聲。因為男孩的大哥一接觸到樓頂的鋼筋，整個人從三樓頂被彈開、摔落下來，幸好被攤販搭建的帳棚接住，只受到輕微的擦傷。

經過一段時日治療，大哥的腳已經痊癒、不再需要拐杖代步；可是弟弟就沒那麼幸運，經過一年漫長、痛苦的醫治後仍不幸往生。至今，我還是很敬佩那位大哥所表現出來的手足之情，而對於那位把球丟往樓頂的郵差先生，不知他知道這件事故時，心裡又是什麼感受？

心的練習

每天我們一出門就必須和人對談、交往、溝通，這塊土地上到處都是人，每個人都是不同的個性，因此隨時都會有不同的感受迎來，和我們進行激盪，有些是正向來幫我們的忙，有些是引起我們激烈情緒反應的因子。一般人如果沒有透過訓練，或者經過比較大的事件刺激產生反省與觀察能力，情緒往往就會像電視被遙控器操控著一樣，隨著事情的發生而產生反應，因此學習情緒管理，是非常重要的課題，試著用愛與感恩來包容一切，情緒這隻大怪物也慢慢地被你降伏。

綽號，語言暴力也是暴力

從鳳山搬回北港後，我們依舊仰賴阿公生活。

媽媽說，我從小就很喜歡讀書，每次人家問我：「你以後長大要做什麼？」我都回答：「讀書。」

我讀的那所小學，是日治時期遺留下來的老舊平房。教室的左前方，有盪鞦韆、爬方格子、單槓、雙槓等，同學們只要三兩下就可以把鞦韆盪起來，愈盪愈高；我明明也是屁股坐在鞦韆的木板上盪，可是身體的力量就是無法把鞦韆駕馭到得心應手。

三年級時，學校要舉辦運動會。老師知道我跑不快，還是鼓勵我試看看，安排我參加四人一組的竹竿接力賽。我比誰都清楚我絕對跑不贏人家，卻很想嘗試快跑的滋味，並天真地認為只要雙手緊握竹竿，讓同學帶著我一起跑，應該就沒問題。

起跑的時候，腳步還能跟得上另外三位同學，我暗地偷笑覺得自己的主意真不錯。突然間，跑步的速度加快，我的手快要握不住竹竿，說時遲、那時快，整個身體就撲倒在地上了。當時，我連跟班上女生說話都會口吃，在全校女生面前跌倒，真的是很糗哩！

那時，我的身材還是像個瘦皮猴，尤其一雙小腿更是長得細瘦。附近有戶人家在蓋房子，每天放學經過，工人看到我走路的樣子，就會用調侃的語氣笑說：「喂，洞蕭骨仔」或「螺絲腳仔」。如果只是一兩次，那也就算了！他是每次一見到我就這麼喊，我卻敢怒不敢言，只能當作沒聽見，加緊腳步走回家。

我告訴媽媽：「真想把他臭罵一頓，看他以後還敢不敢這樣叫我！」媽媽說：「小孩子不可以沒禮貌，他只不過是跟你開玩笑，你再多吃一些飯，身體長胖些，人家就不會這樣叫你了！」

當時流行一種小朋友吃了會增加食慾的米粿，有人戲謔地將它取名為當時最紅的養豬飼料「歐羅肥」。老早就想請媽媽買給我吃，但價格一定不便宜，所以遲遲說不出口。有一天放學回家，看到桌上放著用塑膠袋包起來、外觀略呈粉紅色的東西，好奇地伸手拿起一看，沒想到就是人家說的「歐羅肥」，塑膠袋上面還印有「越吃身體越健康」、「越吃身體越強壯」的「枸杞粿」。

我如獲至寶般將那一整塊粿，放在媽媽縫紉機的抽屜裡，每天按照說明書上寫的，把它拿出來剁三小塊吃，不知是不是心理作用，吃了兩天，就明顯感到肚子容易飢餓，飯也吃得比以前還要多。然而，吃了一個多星期後，效果就逐漸消退了。白白浪費了媽媽辛苦賺來的錢，我愈想愈捨不得，有一種受騙上當的感覺。

心的練習

小時候會很生氣被人取了綽號，長大後才知道，大部分的人，無論是在求學時期還是在工作的職場，都可能遇到這樣的情形，可能因為我們比較矮、比較高、比較敏捷、比較慢半拍…等，別人可能是基於惡作劇、想和我們親近、或是羨慕、或是忌妒等各種心理，而給我們取了綽號。除非當事人同意，覺得這是親暱的稱呼，不然真的不該幫別人取了難堪的綽號。

我知道現在的社會，會鼓勵大家可以透過一些管道，尋求解決的方法。對我來說，被取綽號這種事，確實會讓當事人心裏感到不舒服，甚至久了之後，我們心裡也會懷疑自己。

我回過頭來想想，難堪的綽號並不代表真實的我，我可以忽略、甚至自我解嘲，讓自己不要被激怒而累積越來越多的怨氣，一直陷在負面的情緒裡。

唯有遠離負面情緒，並專注讓自己變得更好，那才能更堅強的面對人生各種考驗。

找頭路，有事做最快樂

短短幾個月，祖厝斜對面的新家就興建完成了。能夠搬進有現代衛浴設備的新房居住，雖然很開心，卻也加重了家裡的經濟負擔。

媽媽本來在離家不遠的一間汽水工廠上班，上、下學時，我一定會經過工廠。有一次，剛好看見媽媽腳穿長筒雨鞋、手戴長筒橡膠手套、身穿橡膠防水的長圍兜，站在一個裝滿汽水空瓶的水池旁，一瓶接著一瓶清洗玻璃瓶的內、外污垢。我在心裡很大聲地呼喊著：「媽媽，我正在看你洗瓶子，你知不知道？」忙著工作賺錢的媽媽，當然沒聽見我內心的呼喚，但我永遠記得那匆匆的一撇。

後來，媽媽到遠房親戚開的飼料工廠幫忙煮飯打理家務，她意識到爸爸如果一直沒有工作，最後全家只有喝西北風，於是想盡辦法向人家請教、打聽，希望替爸爸找到一份能賺錢的「頭路」。

最後，她請爸爸去學開計程車，但依爸爸保守的個性，怎麼可能輕易答應。「我才不要！開計程車是危險性高的工作，動不動就可能發生車禍、傷人命的。」為了這件事他們常起口角、僵持了一段時間，最後在媽媽苦口婆心勸說下，也可以說趕鴨子硬上架的情況下，爸爸才去學開車、考職業駕照。

不曉得爸爸到底考了幾次才通過，只記得那一天上午，爸爸面帶笑容、急匆匆從後門走進隔壁二伯公家的廚房；過了一會兒，他又走出來，看到媽媽在曬衣服，就一臉興奮地走近她身旁，低著頭「吱吱喳喳」在耳邊說了幾句。站在後院番石榴樹底下的我，聽不清楚他們到底在談些什麼，不過我瞧見媽媽臉上立刻露出欣喜的笑容。不久，爸爸就去計程車行應徵司機的工作了。

這幾十年來我一直躺在床上，肢體慢慢變僵硬，從來都不曾嘗過工作的經驗與快樂，現在回想起當年父親找工作找了好久都沒下文，到最後找到工作的喜悅，很能感同身受現在年輕人一畢業即失業的心情。能有工作，讓自己養活自己或是養活家人，都是一種對自己、對人生價值的肯定。臺灣前十幾年社會經濟狀況不如預期，儘管待遇不高，工作先求有、再求好，也是一種正向思考方式，珍惜福氣，說不定下一個好待遇的工作很快就出現了。

心的練習

曾經聽母親提起，早年在人家工廠或公司上班當學徒，是一件很辛苦的事情，迄今許多人對工作的觀念，仍停留在用勞力來換取金錢，和老闆之間的關係是一種「交換」，彼此少了一點感恩之意。如今，我們經常可以聽見謙卑之人常說感恩，其實這是有其特殊的涵義，因為常感恩之人會引來貴人助力，當你在工作上若有不如意時，不妨試著轉個念頭，認真的在當下記得向所有人說感恩，經過一段時間你一定會發現怎麼運氣變好了，那其實只是你自己改變了自己，磁場也跟著改變了。

第一次求醫，見識「面子」的威力

在那個男女分班的年代，只要遇到女同學，我就會感到害羞、臉紅。不巧，五年級時隔壁是女生班，連到操場參加升降旗典禮、做早操，也被分配在女生班旁邊，我所站的位置距離她們僅三人之隔。

升旗典禮時，老師在台上訓話，偶爾會叫我們蹲下去、站起來，連續動作好幾次，讓我們動一動更有精神。這下可好了，平時我就很在意人家看到我蹲下去再起來的緩慢和怪異動作，更何況是當著女同學面前，卻不得不跟著照做⋯⋯。

班上有位同學幫我取了個綽號，叫做「跳舞仔」。剛開始，我不以為意，久了愈聽愈感到彆扭。問他為什麼這樣稱呼我？同學笑笑說：「因為你走路時，屁股會扭一下，像在跳舞耶⋯⋯。」

聽到同學的描述，我感到自卑極了！原來，我走路的樣子，是這麼地與眾不同。如今再回想起來，才明白當時骨盆腔已稍微變形後翹，怪不得走路時，屁股總是會稍微地左右扭動。有一天，媽媽又發現我的手臂有點彎曲，叫我把手伸出來給她看一看，沒想到手肘真的有點伸不直，手筋摸起來緊緊、硬硬的。

媽媽緊張地逢人就四處打聽，看看哪裡有醫治這種症狀的醫師？得知有位遠從香港來的針灸老醫師非常有名，專門醫治各種疑難怪症，聽說還沒有治不好的怪病，她二話不說就帶著我和弟弟一起去。老醫師診斷後，很有把握地對媽媽說：「只要針灸一段時日，筋就會變得比較軟，手臂也會再長出肌肉！」

每隔幾天，媽媽就帶著我和弟弟去針灸；然而經過一個多月的治療，情況依舊。

「奇怪，我兒子的身體好像沒什麼改善耶！」聽到媽媽的疑惑，老醫師惱羞成怒，卻仍強壓住脾氣說：「怎麼沒改善呢？你看，我用這條線去量你兒子手臂上的肌肉，都可以明顯量出比以前還要多啊！」

當初為了證實療效，老醫師用一條棉線圈量我手臂的寬度，但這次他偷偷地將圈量的部位明顯往上提高，手臂當然變粗了。那次之後，媽媽再也沒帶我們去了。這只是第一次求醫的過程，日後才是真正的苦不堪言啊！也因為老醫師為了面子問題，沒有及早發現我的問題，讓我又多走了好大一段求醫的冤枉路。

心的練習

不知大家是否有發現，不論在哪個場合，每當有不利於自身的情況發生時，我們總會找各種理由或說法，甚至轉換成憤怒來自我防衛，這種反應很像我初次上醫院，那位幫我針灸的香港老醫師一樣。許多人因為社經地位較高，或者自覺高人一等，不太容易接受別人對自己的質疑，認為別人根本不懂，嚴重一點的還會出現情緒反擊的現象。

我覺得「面子」很像是我們心裡頭豢養的一頭猛犬，一但有人侵犯了我們心裡設定的「地盤」，這頭惡犬就會起身攻擊，但是這種反擊不但無濟於事，對我們的成長也沒幫助，而且一不小心還會傷到自己。

謙虛待人絕對不會吃虧的，而且只要持之以恆，往往能得到大家的稱讚和認同，默默散發的氣質與光芒無堅不摧，自然而然吸引大家的目光，幸運也就跟隨而至，如同一路上幫助過我的醫師貴人們，他們總是醫院裡最受歡迎的良醫，贏得病人人與家屬的感恩與尊敬。

喝鮮奶？一杯冰水也是福氣

記得小時候老師經常鼓勵小朋友訂購鮮奶，那時記得鮮奶都是用小玻璃瓶裝著，外面還印有五個紅色的圓圈圈，就是味全鮮奶，那時候還可以選鮮奶、果汁和巧克力口味，老師說每天喝一瓶，身體就會更健康、更強壯，但我明白家裡的經濟狀況，很難向媽媽啟齒。

曾經有一陣子，她為了醫治我和弟弟的病，花費不少金錢；現在為了多賺點錢，只要糖果工廠開工作業，她就賣命似地一直工作。小學下午放學回家，我也都會到工廠幫忙。只是等待包裝的地瓜酥總是堆積如山，有時我會憤怒地說：「好了、好了，不要再包了啦⋯，這麼多地瓜酥要包到什麼時候啊！」

看見媽媽一副沒包很可惜的樣子，我常氣得放下工作先走了；只是過沒多久，就又乖乖地回到工廠幫忙，直到媽媽要煮晚餐時才一塊兒回家。

那一年，阿嬤出錢讓我們買了一台冰箱。我常想像回家一打開冰箱，就會看到飲料、冰棒或餅乾，卻往往大失所望，因為冰箱裡通常只有一桶冰開水。

我問媽媽：「為什麼二伯公家的冰箱，都冰著滿滿的食物；我們家的冰箱，卻只有一桶冰水呢？」媽媽笑笑地回答我：「因為你伯父在當老師、伯母是護士，他們家有錢可以買很多食物冰在冰箱裡啊！」

我不再多說什麼了，只是後來不得不將老師要我們詢問家長訂不訂鮮奶的事告訴媽媽，媽媽一聽到喝鮮奶可以讓我更健康，二話不說就回答：「只要能讓你變得更強健，媽媽都會出錢讓你買。」

陸陸續續從五年級訂鮮奶喝到六年級，但是我的身體卻沒有變得更強壯，反而是每況愈下，每當回想起這件往事，一陣鼻酸湧上心頭，眼眶裡的淚水就不自覺地從旁邊滑了下來，心想白白糟踏了母親的一片苦心，以及她辛苦賺來要維持家用的錢，現在想想，當年冰箱裡的那一桶冰水，用喜悅的心開懷暢飲也是福氣。

心的練習

人類的眼睛天生就是往外看的，但是人們卻有一種上天賜予、非常珍貴的禮物，那就是往內看的心眼，一但我們會使用內心的那雙眼睛，就能跳脫世俗的框架，不再汲汲營營向外追尋，而會開始珍惜起身邊所擁有的一切，此時也會發現，其實我們最寶貴的東西並不是物質，而是周邊的親人和朋友。就如同我的母親，雖然小時候家裡窮，冰箱裡只有一桶冰水，但在夏日下課後回到家，倒上一杯來開懷暢飲，不僅喝得開心，還喝到了我母親的愛。所有事物不需以金錢、價格來衡量，因為我覺得，背後用愛所支撐的一切，才是真正的無價之寶。

學騎腳踏車，把握當下幸福

許多同學都已學會騎腳踏車了，甚至年紀比我小的孩子，直接站著就能騎大人的腳踏車，真是讓我嫉妒又佩服！

抱著一顆躍躍欲試的心，我請媽媽將家裡的腳踏車座椅調低，利用門前斜坡來練習；當握穩手把，身體跟車一起順著斜坡，往馬路滑下去⋯，「哇！哎唷喂呀⋯⋯。」整個人重心不穩，就像電視、電影裡演的畫面一樣，整個人摔了出去。

媽媽不忍心見我摔得鼻青臉腫，就說：「過幾天工廠停工，再載你到較平坦的馬路上練習，我會在後面幫你穩住。」沒隔幾天，媽媽真的載我去練習了！我好緊張，尤其聽到媽媽說：「現在要把手放開，讓你自己騎了喔！」我踩沒幾步就操控不住手把，眼看就要摔倒，媽媽一個箭步衝過來，立刻穩住腳踏車。

騎不到二十分鐘，我就滿臉通紅、滿身大汗了；但更勞累的是媽媽，為了避免我摔車，她也揮汗如雨、氣喘如牛。「腳踏車不是學一次就會的。」媽媽鼓勵我要多多練習。住家不遠處有間腳踏車出租店，為了早日學會，我去租了一輛迷你腳踏車。本來以為比較容易控制，事實上並不如我所想；幸好，重心不穩時，腳的長度足夠支撐住車子，才不致摔倒在地。

我愈騎愈穩、愈騎愈熟練，只花了三天、六個多小時、九塊錢的租金，就學會騎車了！之後，改騎家裡的腳踏車，也順利穩住手把和重心。媽媽知道我會騎車後，也替我感到開心呢！

心的練習

當我學會騎腳踏車後沒多久，就因病情越來越嚴重，從此和騎腳踏車說再見，到現在都還有點後悔當時沒能在家裡附近繞繞，留下一些美麗回憶。我覺得這好像是人們的通病，總要遇到事情考驗後才會懊悔自己的後知後覺，一般人平均壽命活個五、六十歲以上應該沒問題，有了生命的預期長度，也就忘了把握當下的幸福。

每天待在醫院加護病房裡，我應該能比別人更了解「世事無常」這句話的意思，從廿歲以後天天進入可能的死亡日期，不知道還能活多久的壓力，讓我慢慢學會睡醒張開眼睛，就開始感恩、加緊努力寫作，同時將臉書上朋友給我的關懷，都當成是「最後一次」般的珍惜。不妨跟著我這麼試看看，把「最後一次」的感覺用心表達出來，這時我們會發現愛的力量開始湧上心頭，不論你說什麼話、做什麼事，都會很有穿透力。

抽血檢驗，辛苦的開始

小時候的某一天，媽媽發現我蹲下來的時候，後腳跟無法完整貼在地面。原來，我是用腳趾頭的力量，支撐整個身體的重量；後腳筋摸起來明顯變硬，腳掌也變得很緊繃。她曉得嚴重性，問我：「最近身體有感覺什麼變化或疼痛嗎？」我仔細想了一下說：「跌倒比以前更費力才能站起來。」

她很自責，怪自己忙著賺錢，疏忽了我和弟弟的身體健康。這時，我和弟弟的感情也開始有了隔閡。不曉得是哪位鄰居很多嘴，告訴弟弟：「你就是吃到你哥的口水，才會變得像他那個樣子」。

之後的日子，媽媽一邊包糖果為家裡多賺些錢，一邊拜託親朋好友幫忙打聽醫師。印象中，我們先到嘉義市區的一家大醫院去求診，大醫院裡人來人往，媽媽不識字，只好到處請教。護士叫我們先抽血做個檢查，瞧見我們被抽出那麼多血，媽媽頻頻詢問：「頭會不會暈？身體有沒有感到不舒服？」她臉上所顯露的慌張、不捨與慈愛，如今想起，我的淚水忍不住又在眼眶打轉。

好不容易輪到我們就診，醫師只是簡單地問：「什麼地方不舒服？會痛嗎？」媽媽迫不及待地細說從頭，頻問醫師：「為什麼我兒子會長高卻長不胖？為什麼手腳變得愈來愈無力？到底是怎麼一回事？可不可以治好？」

醫師沒有回答媽媽的問題，只是低著頭寫病歷：「好了，你們可以去領藥了，等吃完藥後再來複診。」接著，下一位病患就進來了。

回程，我們搭嘉義客運回家，客運車門的階梯比樓梯還高，我非得用「狗爬式」才能上車，就是將兩隻手先攀附上一層的階梯，才能舉腳踏上第一階；然後，抓住一旁的欄杆往上爬。爬完三個階梯，我大大地鬆了一口氣，卻發現乘客們正用異樣的眼光注視著我。不止如此，每當要從座椅起來，我都要很使勁；有時，媽媽也會站在身後，用兩手從腋窩把我撐起來。因此無論是坐火車或搭客運，在候診室或進入診間，凡在公共場所必須坐下又站起來，就成了我最害怕的一件事。

半個月後，媽媽抱著一絲希望，頂著炙熱的大太陽，帶我和弟弟去複診。她急著詢問抽血檢驗結果，醫師沒有回答，只叫我把上衣的鈕扣解開，用聽診器聽了前胸後背，又摸摸手腳，沉默了一下才說：「這種症狀…，我倒是從來沒遇見過…。」

媽媽不太相信地問醫師：「真的嗎？如果真是這樣，那該怎樣醫治呢？有沒有藥可以治療？拜託咧，請你告訴我好不好？」

「不然，我先給一些開脾胃的藥，讓你們帶回家吃看看，說不定多吃一些飯、增加點營養，身體自然會慢慢變好…。」按時吃完醫師開的處方，我的症狀絲毫沒有得到改善，媽媽也就沒有再帶我們去複診了，不過她還是沒有放棄四處打聽名醫，就是用心想把我的病治好。

心的練習

許多人一開始出現難以接受的問題，很自然地都會採取「迴避」的心態，其實這是源自人類生存的本能，只是當我們選擇將問題、病情視而不見，並不會讓狀況變好，反而可能更惡化，把頭撇開的同時，我們的內心壓力不會去除，而是如影隨形的跟著。解決問題只有一個辦法，就是正面迎向它，不妨告訴自己先接受問題的發生，因為這也是人生的禮物，一但能接受問題的發生，接著就是用耐心、正向而非情緒來處理，就算問題很難解決，你也已經召喚了宇宙空間中的好能量一起來幫你。

求神問卜，不如正信

臺灣有一句俗語「也要人、也要神」，意思是說「生病要看醫師，若沒效，就要找神明試看看！」

爸爸的一位朋友告訴媽媽：「我有一個很熟的乩童，專門解決祖靈造成的家庭、健康問題。他平時行動很不方便，但只要一起乩，就能像正常人那般行走喔！如果想去的話，我可以用摩托車載你們去。不過他都是接近中午才會起乩。」

媽媽像找到救星般高興地說：「沒問題！只要能醫好我兒子的病，半夜我也會趕去！」因為得向學校請假，媽媽認為只要我有效，弟弟也會有效，所以就先安排我去。那間神壇並不大。一進門就聞到一股檀香的味道，神桌和牆上掛著大小不一的匾額。爸爸的朋友走到神壇後面，將行動不便的乩童帶出來，一位老先生點香分給每人一束；不久，乩童就像有神靈附身般、口中念念有詞地起乩了。媽媽認為機不可失，站在乩童旁邊不斷地問；但乩童說的話我們聽不懂，必須透過爸爸的朋友翻譯。

只見他比手畫腳跟媽媽說了一堆祖先在陰間發生的事，然後把畫有符咒的金紙拿給媽媽，「一天一張放在碗裡燒成灰，加冷熱水（即陰陽水）先喝三口，剩下的符水在手腳部位各擦拭十二下，這樣身體自然會慢慢好起來。」

媽媽鬆了一口氣，問：「是不是要包紅包給乩童？」爸爸的朋友說：「不用啦！」媽媽還是請他代乩童收下，他也就不再推辭了。

媽媽依照指示天天燒「符仔水」給我喝，幫我擦拭已僵硬的身體和手腳，結果還是沒效。但她並沒有因此而放棄，她又帶我們去北港朝天宮，虔誠地跪在媽祖婆面前擲筊問藥籤，泡香灰給我喝；也到各個傳說中很靈驗的廟宇求神卜卦，祈求早日治好我和弟弟的病。只不過，這些都是無效的努力。

其實試過了那麼多次的求神問卜，我終於知道所謂的神壇、符咒大多是騙人的，每個人都說有效，最後都被我的病情「踢館」，其實我的心情在每次發覺無效時，就會變得很低落，直到有一天一個因緣，讀到《金剛般若波羅蜜經》經文提到「正信希有」，才恍然大悟在宗教的範疇裡，能夠真正懂得道理並不容易，有許多都是假借神佛的名字來招搖撞騙，或者用神的名義來「框」住人的心靈。最後，我終於知道，其實這宇宙有一個法則，就是：該來的跑不掉，不該來的莫強求。

心的練習

許多人遇到難以解決的人生問題，通常會問神、算命求解，但問神、算命解厄到底有沒有效？這個答案見仁見智！但求神問卜很像是把自己的人生劇本，交給別人來寫，我覺得劇本應該要自己寫、自己經歷才精彩，隨時保持人生夢想，一條路走不下去，就換條路走，當山窮水盡疑無路時，自會有柳暗花明又一村。

我的爸爸，內斂的情感

我反覆思索著，該怎樣來描述爸爸。我想，應該這麼說，人都有美善的一面，也有醜陋的一面，無法十全十美；而有的人比較懂得表達內心的愛，有的人則不輕易將愛表現出來。

從外表來看，爸爸是一個很斯文、很老實的人，不抽菸、不賭博，喜歡養鴿子，偶爾喝點小酒、嚼些檳榔；但是他的個性卻很「被動」、「固執」，從年輕到現在都沒改變。當初要不是媽媽硬逼著爸爸去考駕照，當計乘車司機賺錢貼補家用，也許爸爸到現在還是找不到工作。

爸爸很注重外表，出門開計程車前，他會花很多時間整理服裝儀容，衣櫃裡掛滿了他去量身訂作、純手工的西裝和純牛皮製造的皮鞋。一向簡樸的媽媽會提醒他：「櫃子裡的衣褲已經夠穿了，不要再花錢去添購新的啦！」「那雙皮鞋看起來還好好的，怎麼又去買一雙呢？」

「是怎樣…？不行嗎？我又不像人家去賭博輸錢，只是買一些新衣服穿，你就在這邊囉嗦、碎碎念，不然我現在去跟人家賭博好了，把錢都輸光光，這樣你高興了吧！」爸爸翻臉時，會拿起碗盤往地上摔，讓媽媽氣得不知該從何說起，也不知該如何收拾。

媽媽不僅要去糖果工廠打工賺錢，還得花錢帶我和弟弟去看病，爸爸卻從來不會體貼她如何勤儉持家，也不能體會她為了我和弟弟四處奔波的辛苦。曾經，我很不滿地向爸爸抗議：「人家都是『重男輕女』，你根本是『重女輕男』嘛！」因為每次有客人要來家裡，爸爸就叫我和弟弟去後院或房間躲起來，讓妹妹陪著他一起招呼客人。

老實說，這對我和弟弟的小小心靈不能說沒有影響，也造成往後我「羞於見人」、「自卑」的最大主因。但我能怪誰呢？也不能一味地怪罪爸爸。他本來就是個比較愛面子的人，也始終不敢面對我和弟弟身體有缺陷這個事實。

心的練習

若你問我，我會不會怪罪父親在我發病初始，就不想讓我見客，以致造成我的「自卑」傾向？我想我可以直接說：不會。我們每個人心中都不想讓人知道的陰暗面，這並不可恥，也很正常，而人與人之間還有個很好的「潤滑劑」，那就是「自嘲」，自己拿自己開玩笑，當我們用另一種高度來看待事情，無意間就卸下了人與人之間的心防，就像把霉味的衣服拿出來曬曬太陽，雖然陰暗面並不會就此消失得無影無蹤，至少我們的心靈也不會長黴菌。

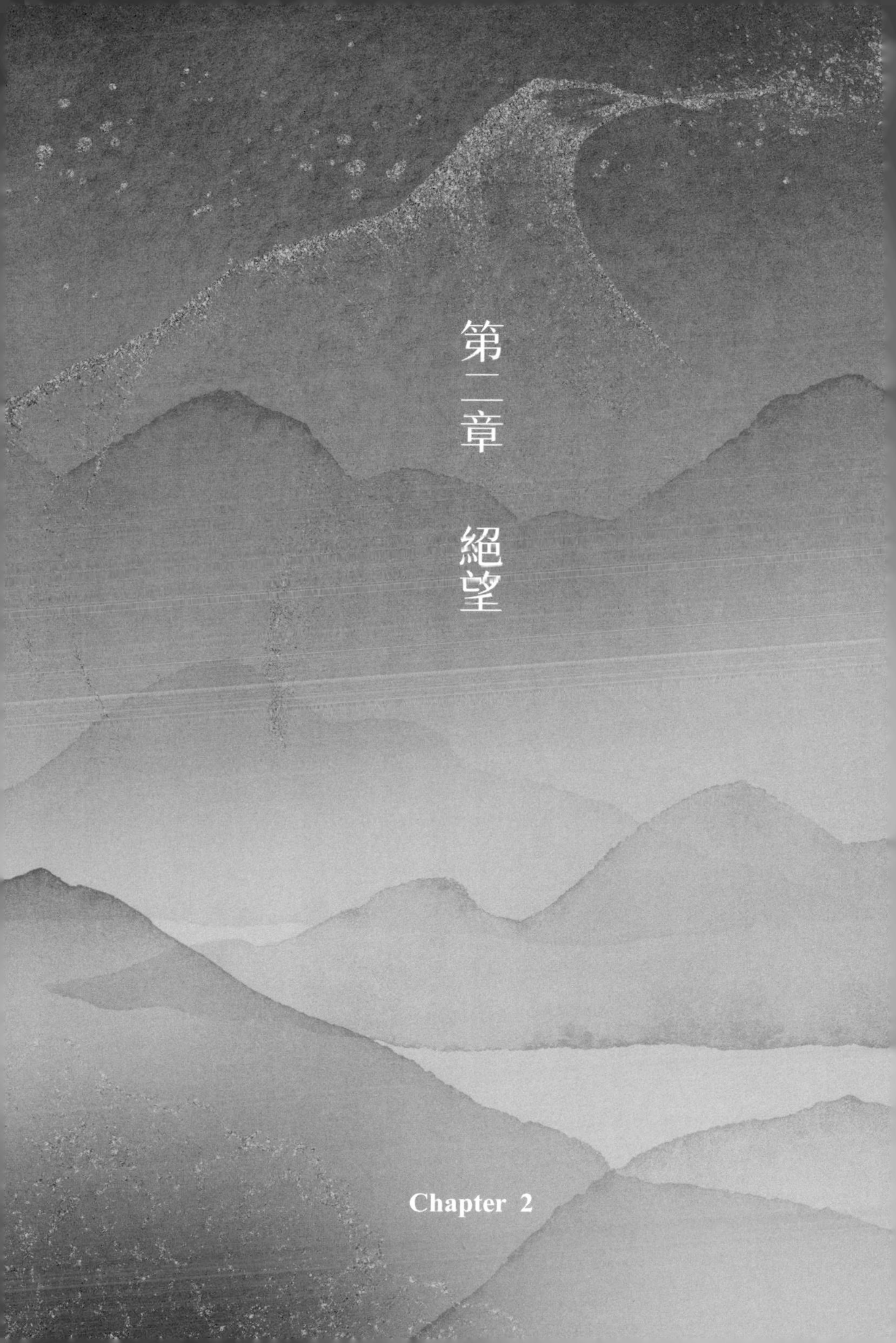

第二章 絕望

Chapter 2

無藥可治

西醫、求神問卜都落得「徒勞無功」後，媽媽眼看我的手更加彎曲變形，腳掌、後腳筋也變得更僵硬，決定改看中醫。

當時，北港有一位很出名的拳頭師，媽媽專程帶我去讓他把脈，並拿能「去傷解鬱、開筋路」的中藥回家吃；當然，這又花了不少錢。過了一個月，症狀絲毫沒有改善，媽媽又四處向人請教治好筋骨僵硬的方法；一間中藥店的老中醫建議她：「可以利用中藥的蒸氣來燻軟筋骨，但必須要有耐心才行。」於是，媽媽帶了好幾大包中藥回家，接著又去買小火爐、木炭與鍋子。

隔天放學回家，只見媽媽滿身是汗、急步向我走來：「來、來，看看這樣適不適合燻蒸氣。」我坐在椅子上，彎腰讓右手肘盡量保持在鍋子上方；燻沒多久，手和腰就感到愈來愈痠。

「我知道下次該怎麼做了，不過這藥水是好不容易熬煮出來的，就耐心燻到沒有蒸氣才停止，好不好？」隔天，媽媽特地墊高火爐，讓我不必彎腰就可以燻到蒸氣，我在心裡告訴自己：「絕不可以浪費媽媽的一片苦心，一定要把手筋和腳筋都給燻軟！」

過了十多分鐘，我不僅手舉得有點兒痠，連身體也被火爐的溫度給烘悶得招架不住。媽媽又想出一個辦法，她教我側坐，握著一支棍子，先燻一隻手，「這樣子比較不會感到痠。燻完時，一定要用力甩一甩、盡量將手伸直喔！」我和弟弟每天至少燻三次，過了三個星期，手還是彎曲、伸不直，讓我愈燻愈沒信心，媽媽也覺得沒什麼效果，灰心地熬煮完最後一包中藥，就黯然地收起那些器具……。

不久，外公受傷住院，媽媽帶我們到高雄探望他，也順道帶我去一家很有名的私人骨科醫院。媽媽把症狀大略敘述後，院長即謹慎地對我們說：「這種病是目前還沒有藥可以醫治的肌肉萎縮症，如果有人敢說可以醫好，那個人就是在騙你的錢，你一定要注意喔！」他連藥都沒開，就跟媽媽說：「你們可以回家了。」

心的練習

許多人平安順利過一生，所以心裡很少會為「逆境」來臨做好準備，以至人生大浪來襲時很難接受，其實這種心情我最能體會，小時候自己遇到打擊一開始也是不能接受，後來才發現老天是要教我們用正向思考，面對問題解決。人生不是看你活多久，而是看你怎麼活，成功不是只有一種樣子，只要堅持，能為人們帶來正面影響，我認為那就是成功。

祕方

每個人當遭逢苦難時，內心總是脆弱的，也想要向外求得協助，正當我的病情一天大惡化，苦於無計可施之時，媽媽還是暫時放下了高雄骨科醫師一翻兩瞪眼的預告，想到可以去找我二舅公幫忙，因為他以前開中藥鋪，應該可以推薦我們去哪裡找醫師。

媽媽滿懷希望帶我和弟弟到嘉義六腳鄉，十多年沒見面，舅公當然非常意外和高興，他關心地問媽媽：「日子過得還好嗎？」媽媽說著說著，差點兒就流下眼淚。

得知我們兄弟的情形後，舅公沈思了一會兒說：「蒜頭村有一位專門醫治罕見疾病的中醫師，但是他的病人不少，通常都要先預約，你去看看，說不定湊巧沒病人，就可以給他看了。」

我們照地址尋去，裡面真的坐著不少患者，牆上也掛滿大大小小的匾額與感謝狀。

好不容易輪到我們，那位似神醫的中醫師聽完媽媽的陳述，就把把我的手脈，然後摸一摸、拉一拉、按一按手腳筋，胸有成竹地說：「這是理所當然的啦！你想想看，假如筋不柔軟，身體自然會沒力量，想治好你兒子的病，首先要讓手腳筋變軟⋯⋯。」

「類似你兒子這種症狀的病人，我不知已治好多少個了，只要依照我的方法，絕對沒問題的⋯⋯。」聽到醫師這麼有信心，媽媽像找到救星般開心地說：「先生啊、拜託咧，無論要花多少錢，我都會依照你的方法來做。」

中醫師拿出紙和筆寫下藥籤，並叮嚀說：「等藥熬煮完之後，一定要記得加一些醋下去喔！」回家後，媽媽把火爐找出來準備熬煮中藥。她高興地對我說：「等你吃完飯，媽媽就用這一鍋漢藥水來熱敷你的手腳筋，這樣你的手腳筋就會變軟，可以伸直了喔！」

我半信半疑地問：「真的嗎？真的這麼有效嗎？」聽到我的質疑，媽媽有點不高興地回答：「怎麼會沒效呢？這是中醫師開給媽媽的祕方，聽說治好很多得到這種病的人……。」

媽媽一天幫我和弟弟熱敷手腳三、四次，那鍋藥水使用三天後，還捨不得直接倒掉，教我用它來浸泡一下腳掌。雖然不曉得那一帖中藥的價格，但想必不便宜。

熱敷四、五天後，媽媽稍微用力扳一扳我的手肘，明顯感覺到手筋好像變軟、手也似乎可以伸直一點，她覺得一切的辛苦付出都值得了，也更有信心地幫我和弟弟熱敷。

即使要忍受高溫，蹲坐在火爐旁，反覆用手伸入那鍋熱藥水中，撈起毛巾、擰乾……，她還是不辭辛苦地做。沒想到，我的手筋只是經過熱敷後，一時顯得比較柔軟、有點能伸直而已，等熱度退了，就又變得僵硬。反覆實驗數次，又熱敷了差不多兩個月，媽媽才失望地放棄這種治療方法。

隔沒多久，媽媽又取得一帖「一定有效」的中藥處方，如獲至寶地用藥壺來熬煉，壺口還插著三支點燃的香。見我走進廚房，媽媽馬上端起一碗「烏漆嘛黑」的中藥說：「這碗已經不燙了，趕快把它喝完，飯前喝會更有效喔！」

「啥…，這碗藥是要給我喝的，這怎麼能喝呢？那麼黑，看起來就很恐怖，而且味道聞起來好噁心，怎麼喝啊…，我不要喝！」媽媽苦口婆心地勸我：「你一向都很勇敢、很聽話，為了醫治你的身體，我花了好幾個小時熬煮，乖…，快點把藥給喝了。」

聽到媽媽這麼說，我只好乖乖拿起來喝一口。哇！真是超苦無比，但為了不辜負媽媽的一片苦心，我還是一口氣喝光。看我喝下藥，媽媽非常欣慰地說：「這種藥就像吃飯那樣，一天要喝三次，知不知道？」我愣了一下才問她：「要喝到什麼時候呢？」「喝到你的手腳筋變軟為止。」

唉！看著媽媽再一次付出精神、時間和金錢，辛苦「耕耘」了約一個半月後，希望又落空成泡影了，這一切的辛酸，並不是我用三言兩語就能形容的。幾個月後，筋骨依然沒有絲毫改善，媽媽感到萬般無奈，也不曉得該怎麼辦？這段時間，最讓我感念的就是住在嘉義的三姑姑，每次她回北港就會順便買一包糖果，讓我們喝下中藥後含著，這樣嘴巴就不會覺得那麼苦、那麼噁心了。

心的練習

自從看過高雄那位骨科醫師之後，我就知道我的病情應該是無藥可醫了，但因為深愛我的母親，為了自己的孩子，還是不放棄任何一線希望而東奔西跑，我當時就覺得：配合她吧，至少讓母親仍存著「希望」。人們懷抱希望、懷抱夢想一點都不難，最難的是如何克服自心的困境，每天努力奮進。我覺得，一點一滴可以堆疊出日後的偉大，即使可能最終的結果不如我們所預期，但這過程中的每一分努力，在時間醞釀下都是最甜美的，甚至比起最後的果實更甜。

山中的仙醫

小時候，家裡沒裝電話，外地親友如有事要聯絡，都會打去糖果工廠，請老闆通知媽媽接聽。

「媽……，是誰打來的？」因為很少有人打電話來，我們三兄妹好奇詢問。

「是你們二舅舅啦！他說臺中有個仙醫，治了許多被宣判無藥可醫或疑難病症的人，所以特地打電話來，叫媽媽帶你們去找那位仙醫。」媽媽很有信心地表示，這是二舅舅經過千查萬訪才找到的，絕對很有效。

聽到這兒我心中雖然想起了高雄骨科醫師的警告，但還是不忍心讓母親的希望幻滅，跟著她和弟弟去了趟臺中。

安頓好家裡的一切，媽媽帶我們去搭台西客運。那時，高速公路還在施工中，車子顛簸了兩個多小時才抵達臺中，之後又換乘計程車。坐上計程車的那一刻起，我就開始在想著下車的「因應之道」。因此當車子一停下來，就馬上打開車門、伸出左腳，一鼓作氣站到馬路上。

站好不到五秒，身後立即傳來緊急剎車聲，接著司機就罵道：「你想找死是不是，下車要從右邊下呀，剛才要不是人家及時踩剎車，你早就被撞成重傷、死了也說不定……。」我被罵得嚇出一身冷汗，從此搭計程車都選擇坐在司機旁邊，或是車子的後右座。

見到睽違多年的二哥，媽媽談起求醫失敗的種種遭遇；二舅舅非常的不捨和難過，一用完午餐，就馬上帶著我們坐計乘車去找仙醫了。「仙醫」當然不是那麼好找，一開始我們就拜訪錯人，但從那家人口中，打聽到「仙醫」住在深山裡，於是司機又加足馬力往山上直奔過去。

車子沿著山路繞行，景致愈來愈蕭瑟，峰迴路轉之後，終於在一戶三合院前停下。我們呼喊了一段時間，卻不見有人出來招呼。二舅舅正想往後院走去，一位中年人卻從屋內走出來。表明來意後，對方似乎有所顧慮地說：

「你們找錯人了，我並不是你們要找的那個人，我的家人也都不會給人家治病，你們趕快回去吧！」媽媽費盡唇舌懇求，他才說：「不曉得我爸爸肯不肯出來見你們。」

過了一陣子，一個長相普通、年約七十多歲的歐吉桑，穿著拖鞋朝客廳走來。「歹勢、歹勢…您走卡慢咧！」媽媽和二舅舅立刻鞠躬下腰問候。聽完媽媽詳述我和弟弟的身體狀況，歐吉桑笑了一笑說：「我不是『仙醫』啦！也沒有那麼厲害…。」就叫我坐在旁邊，伸出手讓他把脈。

大約把了十餘分鐘，媽媽迫不及待地開口詢問診斷結果，但「仙醫」都沒有回答；只見他手中拿著筆，低頭在桌上書寫處方。「嗯…先把你家的電話號碼留給我，因為有些藥材要到更深山才採得到，準備好藥方，我會通知你來拿，現在你們可以回去了。」「仙醫」從頭至尾沒有解釋病情，也沒有將處方交給媽媽，我們只能依照他的話下山。

雖然空手而回，但媽媽還是充滿信心與希望。她深信「仙醫」開的藥材，一定很特別、市面上買不到，所以一定會特別有效。等了三個星期，二舅舅真的送藥來了。他從車上連續卸下三個大布袋，疊放在客廳角落說：「這就是仙醫採集給你們的中藥材，只要提煉熬煮喝了後，病症自然就會好。」

那天下午，媽媽已等不及要熬煮給我喝，因為我的病情比較嚴重，她相信只要能夠治好我，弟弟一樣能治癒，所以治療重心絕大部分都落在我身上。日子一天天過去，三大布袋的中藥愈來愈少了，相對地，媽媽也愈來愈感到慌張；眼看仙藥就要喝完了，我的手腳筋卻還是一樣僵硬，愁容又悄悄來到媽媽臉上。

心的練習

發病後，母親帶著我四處尋訪仙醫，但往往都是失望收場，如果您親朋好友中有人也像我一樣生病了，而且醫治了很長一段時間仍沒有好轉，我建議其實不必再去找什麼仙醫了，因為如果他們真的這麼行，早就懸壺濟世了。這幾十年來，若問我能給病友們什麼建議，我誠心地建議大家：「把病交給醫生，把命交給上天，然後好好地過當下的每一天，用心愛你的家人。」

臺北的大醫院

國小畢業、準備上國中的那年暑假，媽媽決定帶我和弟弟到臺北，請教開耳鼻喉科診所的三舅公，哪家大醫院比較好？那時高速公路還未開通、鐵路也還沒電氣化，我們坐了六個多小時的火車才到臺北。至今，我都還記得發生在地下道的那件糗事……。

上樓梯時，我得先用右手握住手把，然後抬高左腳斜踏在樓梯上，接著將左手向前甩舉，伸握在右手前面，才能手腳並用地爬站上階梯。沒想到我的左手一甩出去，就不小心碰到前面一位男生的後褲袋，他動作迅速地按住後褲袋，轉過頭來說：「小偷，你是小偷喔！你是不是想要偷我的東西……。」

剎時，我漲紅了臉、心臟狂跳地動也不敢動。媽媽立刻上向解釋：「歹勢、真歹勢，他不是扒手啦！我的孩子腳比較沒有力氣，所以才會用甩手的方式來爬樓梯，是不小心碰到你，絕不是要偷你的東西。」

那位男生看了我一眼，就轉過頭繼續往前走。接著，我們擠上像沙丁魚般的公車。然後，在下車處的公共電話亭，花了半個小時才找到三舅公診所的電話。三舅公非常歡迎我們去他家住，媽媽依照他的吩咐，搭計程車過去。

離三舅公家不遠的地方，有一間大醫院。雖然走路就會到，但對我們兄弟來說，路程也算夠遙遠了。抵達醫院掛號時，才知那位醫師只有下午的門診；中午，只好隨便買個麵包吃。

好不容易輪到我們，醫師卻要求先到檢驗室抽血。當護士抽出一針筒的血，媽媽馬上拿出幾片高麗人參往我嘴裡塞，「趕快含著，免得頭暈不舒服。」護士看見媽媽的舉動，只是朝著我搖了搖頭、笑一笑。

事後，媽媽還告訴我：「這是最好、最高級的那一種人參喔！你不覺得含在嘴裏特別甘濃嗎？」「媽，我們家又不是很有錢。而且老師有教過，抽一點血對身體不但沒壞處，反而能加強新陳代謝，您以後不要再買了啦！」

媽媽不悅地表示：「我怎麼買，你就怎麼吃，難道我還會害你嗎？傻孩子。」

回到診間時，媽媽把我的症狀仔細說給醫師參考，醫師扳了扳我的手腳，用小鎚子敲打膝蓋，我卻一點反射動作都沒有，很顯然「不正常」。媽媽不斷詢問，醫師不敢亂下定論，只說：「建議你們做肌肉切片檢查，但要先簽同意書，下星期再來做切片。」

媽媽很難做決定，因為我的身上已經沒什麼肉了⋯⋯。醫師向她解釋，這並不會造成什麼大礙，她才忐忑不安地簽下同意書。晚上，三舅公得知我們就醫經過，訝異地說：「你怎麼這麼傻，他們是要拿你兒子做『實驗』啦！其實他們也明白這是近親結婚造成的，你兒子已經不太會長肉了，如果還從身上切下一塊肉，要到什麼時候才能把那塊肉補起來啊！」

媽媽感到事態嚴重，憂心如焚地問三舅公：「這下該怎麼辦？我已經預付切片的錢了！」「我看，你們不要再來做切片檢查了，反正預繳的錢也沒多少，就當作一次教訓吧！」

從臺北回來沒多久，媽媽又跟我說：「過幾天，我再帶你和弟弟到臺北另一間大醫院。這回，我們坐夜車去，看完再搭夜車回來。」

大醫院不愧是大醫院，來來往往求診的人潮，令人眼花撩亂。媽媽同樣抱著很大希望，將我的病情詳述一遍，並叫我蹲下去、站起來給醫師瞧瞧。老實說，當時我很氣媽媽一再讓人家看到我的糗態，只是氣歸氣，還是依照媽媽的意思蹲下去、再站起來。

當媽媽急切地請教醫師該如何醫治，醫師只說：「你們先去抽個血做檢查，等下次複診再說。」醫師的回答，不只讓媽媽有種失望、落莫的感觸，就連我聽了也有相同的感受，因為這竟然又是我們連夜趕來所得到的答案；不過，還能怎麼辦呢？一抽完血，媽媽同樣又拿出早準備好的高麗人蔘片，往我嘴裏塞進去，但這回抽血的護士卻是向我微笑，也對我說：「你媽媽好疼你喔！」

心的練習

小時候到臺北大醫院看病時，心裡總是惴惴不安，環境陌生外，還會有種莫名的恐懼感，想著自己病情每況愈下，已完全失去信心，這種感覺猶如浮沉於大海之中，此時如果有人對你投以關懷，或發自內心的鼓勵，就會如同寒冬中送來了一股暖流，溫暖了人的心窩。我看病的第二家大醫院女護理師，雖然僅僅只是一句很普通安慰人心的話，都能讓我記憶猶新感恩到現在，也讓我想起了：「錦上添花易，雪中送炭難」的道理。

人生路上，每個人都會經歷高低潮，也會有很多不開心的事，有些容易解決，有的則需要靠智慧逐步化解，此時如果有家人、朋友的鼓舞，可以讓自己更有勇氣面對，也就會燃起無限希望，而眾人的集氣，更可以發出無比龐大的力量。此時，您不用怕，不論何時何地，我都會與您同行，用心祝福您！

愛莫能助，完全失望的開始

三天後，媽媽帶我和弟弟北上複診。一見到醫師，她馬上詢問抽血檢查的報告，醫師卻顯得有點不知該怎麼解釋，並表示很少見過這種病⋯⋯。我感覺得出來，當下媽媽的心似乎慌極了。

她一直問醫師：「這是不是肌肉萎縮症啊？還是小兒麻痹呢？⋯⋯這跟近親結婚有沒有關係？可是我的親戚也有近親結婚，他們的兒子身體都很健康啊？這種病有沒有藥可以醫治？能不能治得好？拜託咧！請您無論如何一定要想辦法來醫好我兒子的病⋯⋯。」

醫師含含糊糊地表示：「你說的都有可能，從血液檢驗單看來，你兒子的身體和正常人一樣……，要再做更進一步的檢查，才能知道……。」媽媽懇求醫師說：「拜託咧！不管是要花多少錢都沒關係，只要可以醫好我兒子的病……。」

醫師卻愛莫能助地表示：「這不是要花多少錢的問題，而是真的有點難醫治。」媽媽欲哭無淚地問：「真的是這樣嗎？我聽說你們醫院的醫師醫術都很高明，怎麼會沒辦法呢？不然，你就看在我們搭七個小時車程趕來看病的份上，告訴我該去找哪位醫師，好不好？」

醫師沈靜地想了一會兒說：「我們醫院有一位專門在研究特殊病症的醫師，不過他一個星期只看診一次，如果真的想去，我可以幫你們預約。」「只要能醫好我兒子的病，無論什麼時間，我都一定配合。多謝您的幫忙，真多謝……。」

回程，我們查看火車班次和客運時刻表，竟然都沒有臺北直達北港的車。眼看時間愈來愈晚了，媽媽急得不得了，不得已只好選擇搭上從臺北開到臺中的客運。

車子抵達臺中，已經深夜一、兩點，乘客都下車了，車站內一片冷清，冷風吹得我直打寒顫。媽媽帶著我和弟弟走出車站，想問人附近是不是還有別的客運，卻連半個人影也沒有。

她只好化被動為主動，在街燈昏暗的寬敞馬路上跑過來、穿過去，不時閃避車輛的驚險畫面，教我看了好心疼。過了半小時，好不容易才問到有開往嘉義的車子，經過北港時可以停靠，讓我們下車。

之後，懷著無比的希望，媽媽又帶著我和弟弟上臺北，找那位專門研究特殊疾病的醫師。知道我們上次經歷了一番折騰才回到家，爸爸決定陪同我們一起前往。櫃台小姐指引我們進入特殊病症門診室，媽媽發現醫師一隻腳穿著鐵鞋，竟然非常高興，她相信他一定最能理解行動不便的人的痛苦。

於是，媽媽又細述了我從小到大的身體狀況以及求醫過程，同樣叫我蹲下去、站起來讓醫師看。這次真的是非常糗，因為我怎麼使力都爬站不起來，只好在眾目睽睽下，紅著臉蹲走到小矮床旁，借力使力站起來。

媽媽同樣又問了一連串的「為什麼」？並懇求醫師想辦法醫治我們的病。醫師雖然非常想幫我們解決這個棘手的問題，卻只能明白向媽媽表示：「依照你兒子的狀況來看，肌肉萎縮症的可能性較高，平均每十幾萬人中，會有一人莫名其妙得到，近親結婚或有家族遺傳者，得病的機率比較高，這種病目前還沒有藥可以醫。」連該怎麼醫治都不知道的情況下，媽媽滿臉沮喪、腳步蹣跚地帶著我們走出醫院大門。

心的練習

這幾十年來，我學到了用正向去看待自己所經歷的人生風景，李白曾經說：「天生我材必有用。」我想我的經歷，應該還是會有點用處的，於是我開始慢慢記錄一生發病過程，在大家鼓勵下，我將內心轉折開始分享，也希望未來有人能藉由我的情況，更了解這個目前無藥可醫的病。在失望和希望中，我選擇了希望，儘管可能這種病不會有痊癒的一天，但我願盡力燃燒自己，持著火把為罕見疾病的病友們照亮前路。

轉診又轉診，不放棄一線機會

媽媽又打聽到另一所大醫院不僅設備新穎，且人才濟濟，她不相信我的病真的無藥可醫。雖然我很想告訴她，不想再去看醫師了……，但媽媽的語氣很堅定，讓人不敢拒絕。

醫師同樣表示，先抽血檢查，等複診看報告再說。事前，我請媽媽別再買人參了，「如果您要買，就留著自己吃喔！我是不會吃的。」

看見護士小姐從我的手臂抽出一針筒血時，媽媽的老毛病又來了，她焦急地直問：「會不會不舒服？會不會感到頭暈想吐？」我不耐煩地大聲回答：「不會啦！不會啦！我不是早跟您說過了，抽這些血不會不舒服的啦！您還一直問⋯⋯。」聽到我這麼說，媽媽才覺得比較放心，也把希望全寄託在下次的複診。

複診那天，醫師只有上午看診，媽媽不得不帶著我和弟弟，搭乘深夜十二點多的客運北上。司機一開到鎮外，就踩足了油門，一路狂飆；更糟糕的是，他都選擇一些偏僻小路。那個年代不像現在都鋪柏油，鄉間小路崎嶇不平，我們被震得甩過來、甩過去，沒多久媽媽就把晚上吃的食物通通吐光了。

由於整夜無法入睡，媽媽頻喊頭痛、腰痠背痛。幸好這回比較早掛號，沒半個小時就輪到我們。醫師直接對媽媽說：「你兒子罹患的是沒有藥物可以醫治的肌肉萎縮症。」

媽媽頓時傻住，又千拜託、萬拜託地懇求醫師，「真的這麼難醫嗎？至少也開個什麼藥，讓他的手、腳筋不會愈變愈緊啊！你們醫院的醫師這麼多，不然也介紹個對這方面比較內行的醫師，才不會讓我辛苦地白跑一趟啊！」

醫師沈默地想了一想說：「不然我把你兒子轉到骨科好了。」媽媽像找到救星般地回答：「好、好、好，就依照醫師的安排！」她二話不說帶著我們趕到骨科，只見醫師手上拿著一疊病歷表，翻過來、翻過去地觀看，媽媽依照慣例又從頭到尾詳述了一次病情。醫師拿出一隻塑膠槌，敲打我的左右腳膝蓋，又摸了摸、扳了扳我的手腳，愛莫能助地表示：「真歹勢，這種病症沒有辦法醫治。」

媽媽還是不願意相信這個事實，「奇怪，怎麼連你也這麼說？我兒子又不是得到癌症，怎麼會無藥可醫呢？拜託咧，醫師啊，至少替我們想想辦法，看能不能讓我兒子的腳筋變軟些，他快讀國中了，如果腳筋再這樣僵硬下去，以後怎麼走路去上學？不然…，動手術也可以，你要怎樣做都沒關係。」

「不是我不想幫你，而是這種病全世界都還沒有藥物可以治療。」聽了醫師的說明，媽媽還是繼續拜託他…，醫師被吵得沒辦法，就說：「不然，我介紹你們去看另一位骨科醫師，他對這方面比較內行、有研究，好不好？。」

得知那位醫師當天上午有看診，媽媽趕緊先往外跑了出去，結果撲了空。得知那位醫師一個星期只看一、兩次診，等著要讓他看診的人排得滿滿，她信心大增地說：「不管那麼多了，反正我就是要帶你們來給他看…。」

心的練習

每個人都一樣，日日喜怒哀樂不斷流轉，只是我要比別人承受更多身體的苦痛；生命的味道需要每個人自己細細去品嚐，找出酸甜苦辣鹹，每個人都是獨一無二、很難比較的。就如同很多人羨慕有錢人，但卻不知有錢人的痛苦，老天爺下個階段到底要給我們什麼禮物沒有人知道，只有等到答案揭曉的那一天，才會會心一笑祂巧妙的安排。我開始選擇微笑，打開老天爺賞賜的禮物，或許是我學會了愛笑，享受還活著的時光，所以老天爺也給了我比其他肌肉萎縮症患者更長的壽命。

千拜託萬拜託，面對事實真的需要勇氣

為了避免坐客運整夜無法入睡，媽媽說要改搭火車去臺北。搭火車得爬地下道的樓梯，且不一定買得到對號入座的票，有時車廂擁擠到連站的空間都沒有，還得走到另一節車廂找空位。

趕到醫院，候診的人數真的非常多，時間一分一秒過去，媽媽愈等愈焦急，直到護士叫我的名字，她才鬆了一口氣。醫師看了看病歷，馬上叫我們脫下褲子、掀起上衣，說要檢查身體。他斬釘截鐵地說：「這種病目前確實沒有藥能醫⋯⋯。」

「醫師啊！我求你⋯⋯！拜託你⋯⋯！不然你也可憐可憐我這個做母親

的⋯⋯。」經媽媽苦苦哀求，醫師突然很有信心地表示：「不然等下次複診，我再特別安排時間，為他們做更徹底的檢查。」聽到醫師胸有成竹地說，媽媽比誰都感到開心。一回到家，她就忙著打理一切，甚至準備好現金，以備住院使用。幾天後，又滿懷希望帶著我們坐火車上臺北。

醫師重新為我做了一次檢查後，皺起眉頭，語氣凝重地說：「⋯這種病恐怕是很難⋯，無法醫好！」

媽媽臉色立刻泛白，紅著眼眶、含著淚水，哀求醫師：「你上次不是說，這種愈難醫治的病症，你最喜歡治療的嗎？你看，我連要住院的費用都先籌來了，只差沒跪下來求你，不然⋯，我現在跪下來求你好了，請你一定要救救我兒子。」

「有話好說、有話好說⋯！」醫師伸出雙手阻止媽媽，經過一番思考後，他說：「不如這樣吧！晚上你帶兒子到我開的醫院來，我再跟你仔細研究、討論看看⋯。」

眼看天色慢慢低垂，媽媽只好照醫師的意思，趕緊拿起行李，帶我們坐公車去他的醫院。

將近晚上七點，我們母子三人飢腸轆轆，疲憊又焦急地走在路上向路人打聽；「我看到醫院看板了，它就在前面左邊不遠！」站在路邊填飽肚子，再向前走一會兒，我就發現醫院的招牌；單從醫院的外觀來看，就讓人感覺設備一定很先進、新穎。

一見到醫師，媽媽再度拜託他：「我兒子就要讀國一了，腳筋再繼續拉緊，走路就會愈來愈不穩，你看看能不能先讓腳筋變軟，方便行動，再來治手筋？」

醫師向媽媽提議說：「不然，就在大腿內側和小腿，各開一個差不多要縫三十多針的刀，應該就能讓腳筋變軟、行動靈活。」雖然這是一筆龐大的費用，但媽媽說只要能醫好我們兄弟，她會不惜代價去籌這一筆錢。但想不到的是，當醫師聽到我們願意開刀時，竟然改口說：「開完刀後，我是無法擔保你們能再站起來走路喔！我只能當作試驗看看。」

媽媽整個人傻住了，嘴巴半開著好像要說什麼，一時卻說不出話來。她帶著我和弟弟落寞地走出醫院，向人家詢問該去哪兒搭車回家，而時間已經不早了⋯⋯。

心的練習：用「鬆」對治「緊」

年紀漸長，慢慢地老天爺讓我的身體一天天緊繃，慢慢的四肢全都無法動了，這時很奇怪的事發生了，當身體完全動不了，腦筋裡的思考與想法，很自然地就會在壓力到達極致後完全放下，全部轉成正向，原本的無法接受，就會化成放鬆。人生本來就不是只有一條路，事情也不是只有一種想法，走不通就換條路，想不通就順其自然，如同在人生大河中游泳，僅憑一己之力，是無法改變水流行進方向的，若我們已經努力過各種方法，卻仍無法隨心所願，我建議大家不妨試試「鬆」對治「緊」，讓水流自由帶動，雖然無法改變外在，門一關上，心窗也開了。

險象環生的水災，生命自有出處

早期住在雲林北港溪堤防邊的居民，最怕颱風來襲了，根據記載從清朝時期北港溪就氾濫、改道了好幾次，連新港奉天宮的前身古笨港媽祖廟也被沖毀，才有現在的「新」港。然而每逢颱風雨季，卻都會有很多愛看熱鬧的大人及小朋友，聚集在堤防旁老榕樹下，有的在那邊靜靜觀看，有的卻一副好像上知天文，下知地理般，在那邊講得口沫橫飛，講得一則喜、一則憂煞有其事的樣子，讓大家聽得都議論紛紛。

有一次，聽說情況確實很危急，北部各地連續下了好幾天的暴風雨，都發生災情了，更慘的是雨帶向南移動，且洪水一直往下流匯集，恐怕會淹過北港溪的堤防，這下如果爆堤，大家可都完蛋了。

我家就住在北港溪堤防旁，一決堤必定首當其衝，霎時大家憂心忡忡。後來看到有很多大人趁著雨勢暫歇，都爬往堤防上去看看到底嚴不嚴重。當然囉，我也是很好奇，想爬到堤防上面去瞧瞧怎麼回事。於是等到人少、雨也小了，才小心翼翼地爬上堤防上去開開眼界。結果令我大吃一驚，哇！怎麼變成這個樣子，太可怕、太恐怖嚇人了，看了保證讓人終身難忘。其實每次颱風來，不一定都會造成這樣的場景，但這次真的很令人驚恐。

來勢洶洶的大水瀉入北港溪，溪水一寸一寸地往上漲，一片汪洋無際，漲到離堤防約只有不到十公分的距離。那時我站在堤防邊，探頭出去想看看洪水淹到甚麼高度時，還被大人罵說：「小孩子不要靠近那麼近看，萬一不小心掉下去，是會被水沖走淹死的。」

原本站在堤防旁老榕樹下，往嘉義縣方向看過去，是一望無邊際的大草原，而現在，則都被波濤洶湧的大水給淹沒覆蓋了。滾滾洪水不時還會夾帶一些枯木、垃圾和雜草堆。甚至有時還會看到像似動物頭顱、死豬屍體和西瓜漂流在洪水上，隨著水流就這樣一沉一浮沖了過來。泡水腫漲後的死豬屍體，體積特別龐大又嚇人。然而，說也很奇怪，你一定想不到，這時竟然還會有些人會冒著生命危險，手上拿著一支網子和長竹竿，想撈起漂流而過的西瓜來吃呢？

就在大家都處於提心吊膽的當下，卻有幾位老人家老神在在的說：「不會的啦，不會的啦，從一開始，我都有在注意氣候和水位高度變化的，尤其現在水位只會停在這裡，再漲也漲不了多少的了，我們這裡不但有這棵老榕樹在為堤防做屏障，更重要的是，你們別忘了在老榕樹後面，更有『千歲爺』神明在保護我們，別的地方我只聽過有爆堤現象發生，我們這裡卻都還沒發生過，你們放心好了。」或許你不相信，但我可記得很清楚，那水位真的不但沒有再升高，而且天氣不知怎麼也逐漸好轉放晴。

心的練習

雲林和嘉義交界的北港溪，自古以來已不知改道了多少次，看著滾滾洪水與順流而下的消逝生命，讓我心裡起了漣漪，北港溪河道改變都可以那麼深不可測，更何況多變的人心也就難以掌握，而唯一可以預測、可以掌握的，只有我們自己的內心。

心就很像陽光，會隨著我們的想法與努力慢慢累積熱力，等時機成熟了，樹上的果實就瓜熟蒂落讓事情有個結果。很多人第一眼都是看到事情的表象，例如羨慕別人成功的光彩，卻較少認真注意背後辛苦的努力，也許當你還在睡覺時，他還在奔波勞碌，而你躺在沙發看電視，他正在看書增長見聞，又或者你在賴床，他早已起床運動……。

下次我們可以試著用不同角度，來觀看著所有事物的發展，留意背後與想像中的差異，有因才會有果，人家說：「羅馬不是一天造成的。」這個以前大家就讀過的道理，您應該也能體會。

小時候熱鬧的北港鎮

記憶裡，小時候的北港小鎮是非常熱鬧的，靠近北港朝天宮的鬧區自是不用多說，不論什麼時候都是香客如織，更不用提到農曆過年後一直到三月「瘋媽祖」這段進香季節，幾乎每天都有進香團鑼鼓喧天。靠近我們北港溪堤防邊的住家，雖然沒有媽祖廟前的熱鬧，但這一路段住戶家裡小孩人數眾多，用人聲鼎沸來形容，最貼切不過了。只是這些聲音，如果不是聽到這家小孩的哭鬧聲，就是別家小孩的嬉笑聲，再不然就是這家小孩被大人修理的哀叫聲，或者那家小孩雀躍不已的聲音，甚麼情況都有，回想起來實在有夠好笑。

而且家裡前面的馬路上，一年四季各種攤販沿街叫賣，印象中包子饅頭、花生、粉圓、煎拌粿、肉粽、魚丸羹、芋仔冰…等，各種冷飲、熱食都一定會經過家門口，肚子餓要吃都很方便，美味令我迄今難忘。不只如此，早年北港鎮人口多，那時市區還有大復、北港、國賓這三家電影院，電影院老闆還派出人力腳踏三輪宣傳車，用擴音器在每條大街小巷來來回穿梭，吸引大家來看電影。由此您就不難想像北港曾經熱鬧風光的時代，只可惜隨著時代生活模式和科技演進，加上香客凋零，北港往日風華已不復存在。

我家北港祖厝也全都變了樣，非常的冷清，走在風中都會莫名升起一種蕭瑟感，以前住在「姓許街仔」附近的大人們都老了，有些則已往生，而以前小孩也都長大，全部外出謀生。約在卅年前，賣小吃的攤販和戲院，也都因營運困難而相繼倒閉收攤。

儘管如此，那時北港民風淳樸的景象，都一直深烙於腦海，讓我感到可惜黯然。其實我經常回想起小時候幸福的生活畫面，我想這也是許多人心中最甜蜜的一塊心靈領域，只是早年照相機沒那麼普遍，很多畫面也就沒留下來了。有時候我們會笑現代人３Ｇ、４Ｇ手機的相機功能一直拍，甚至自拍上了癮，連自拍神器都賣到嚇嚇叫，也懷疑著大家拍這麼多張照片，回家存到電腦之後到底還有沒有拿出來看？

我覺得，回憶就是一種美，不論你是用相機拍了下來，還是永遠記在腦海裡！

心的練習

我們周邊到處都是美，就像我躺在病床上，照顧我的護士們發自內心的噓寒問暖，那就是美；我的母親每天來到我的床邊餵食我三餐，我看著她逐漸衰老的臉龐，還有慢慢加深的細紋和逐漸斑白的頭髮，那對我來說，更是「絕美」。每個人對美的定義不太一樣，但我覺得要讓所有看到的東西，都讓自己覺得非常美，最重要關鍵就在您的心，有了美麗的心，看任何東西、任何人，也都一定漂亮。

籠罩在淒風苦雨中的心

升國二那年暑假，媽媽又開始帶著我們尋覓良醫。「記不記得那位專門研究特殊疾病的醫師？我想帶你們再去找他，看有沒有新藥可以讓你們的身體不要再繼續惡化。」媽媽認真地說。

一聽到又要去臺北找醫師，我真的有一種深深的恐懼，醫師已宣布我和弟弟「無藥可醫」了，不知媽媽為何還這麼堅持？但這次，媽媽好不容易說服爸爸同行，即使我很懶得去，也不得不順從他們的意思。

到臺北對我而言，是件很吃力的事，唉！一切的辛苦就不用再多說了。來到睽違一年的大醫院，才知道那位醫師已經離職。媽媽叫我們到走廊等一下，接著就消失在人群中。過了半個小時，她再度出現，身旁還站著一位女醫師；她很親切地和我打招呼，還安慰媽媽說：「我會安排別的醫師為你們看診。」

草草結束午餐，我不敢坐下，身體和屁股半倚靠在牆壁，就怕萬一醫師突然走來，還得拚死拚活從椅子爬站起來……。可是，偏偏愈急，時間就過得愈慢，讓人愈等愈急、愈等愈生氣。眼看快下午五點了，還不見醫師的蹤影出現，媽媽急得像熱鍋上的螞蟻，不時地去打聽探問。「來了、來了……醫師來了！」兩位醫師急促地朝我們走來，媽媽像遇見救星般，一進診間，立刻滔滔不絕地詳述病情、求診經過。

「嗯，好、好，我知道了……，你們現在就坐電梯到樓上那間攝影室，拍個全身照存檔。」

「啊！就只照個相嗎？」媽媽緊張地問，語氣裡充滿不安。醫師可能也發現自己的回應有點草率，立刻安撫媽媽說：「放心啦！我會在那邊和你們會合，看看情況怎樣，再來做打算。」

攝影師叫我們脫下身上的衣服和褲子。那時，我的身體已有些變形，要全身光溜溜讓人拍照，能看嗎？更讓人擔心的是，一旦天冷，我的手腳筋骨就會變得僵硬無力，醫院冷氣開得這麼強，脫光衣褲，豈不把我給凍個半死？雖然我緊張得滿臉通紅、心跳加快，但還是乖乖依照指示，赤裸著身體，讓攝影師拍照，前後花了差不多半個多小時。

當我全身直發抖、好不容易穿好衣褲走出攝影室時，卻聽到醫師對媽媽說：「這種肌肉萎縮症⋯，到目前為止真的還沒研究出能醫好的藥物。」醫師說完就匆匆離開，媽媽皺起眉頭，一臉茫然坐在椅子上，久久沒說半句話⋯⋯。

離開醫院，來到臺北車站，已沒有可以搭乘的火車或客運班次。眼看時間愈來愈晚，爸爸趕緊請教路人，才打聽到往三重埔的公路上，還有一處南下的客運站牌。

晚上九點多，我們餓著肚子、拖著蹣跚的步伐，走在昏暗稻田的大馬路邊，尋找站牌；蟋蟀、青蛙的叫聲此起彼落，我的心，卻彷彿籠罩在淒風苦雨中。

心的練習

還記得我到臺北的醫院看醫生，因無法掌握等待醫師所需的時間，為了避免身體無法支撐從椅子上站起，於是就讓身體和屁股半倚靠在牆壁上，但老天爺的安排通常都是這樣，就是你越急就越難如意，時間也就過得愈慢，讓人愈等愈生氣。或許因年紀大了，現在想想當時自己的不成熟也覺得有點好笑，但，這就是人生。

我們為什麼會不喜歡「等待」？其實不外乎這是一件很無聊的事情，因此當為了見某人、辦某件事而必須等待時，早期沒發明手機，大家不是東走走、西逛逛，不然就是閉目養神、看報紙、看書來殺時間，但現在有了手機，我們大多數人的等待，代表的就是玩手機時間。

我發病躺在病床上後，等待就已是我每分、每秒在做的事，因此我領悟了等待可能是自己和內心對話的珍貴時間，於是我試著專注在自己的呼吸上，讓腦筋騰空持續一、兩分鐘，這種安靜的感覺就像電池充電，能夠讓我專心、緩慢地看待每件事的發展，也帶來了好心情。

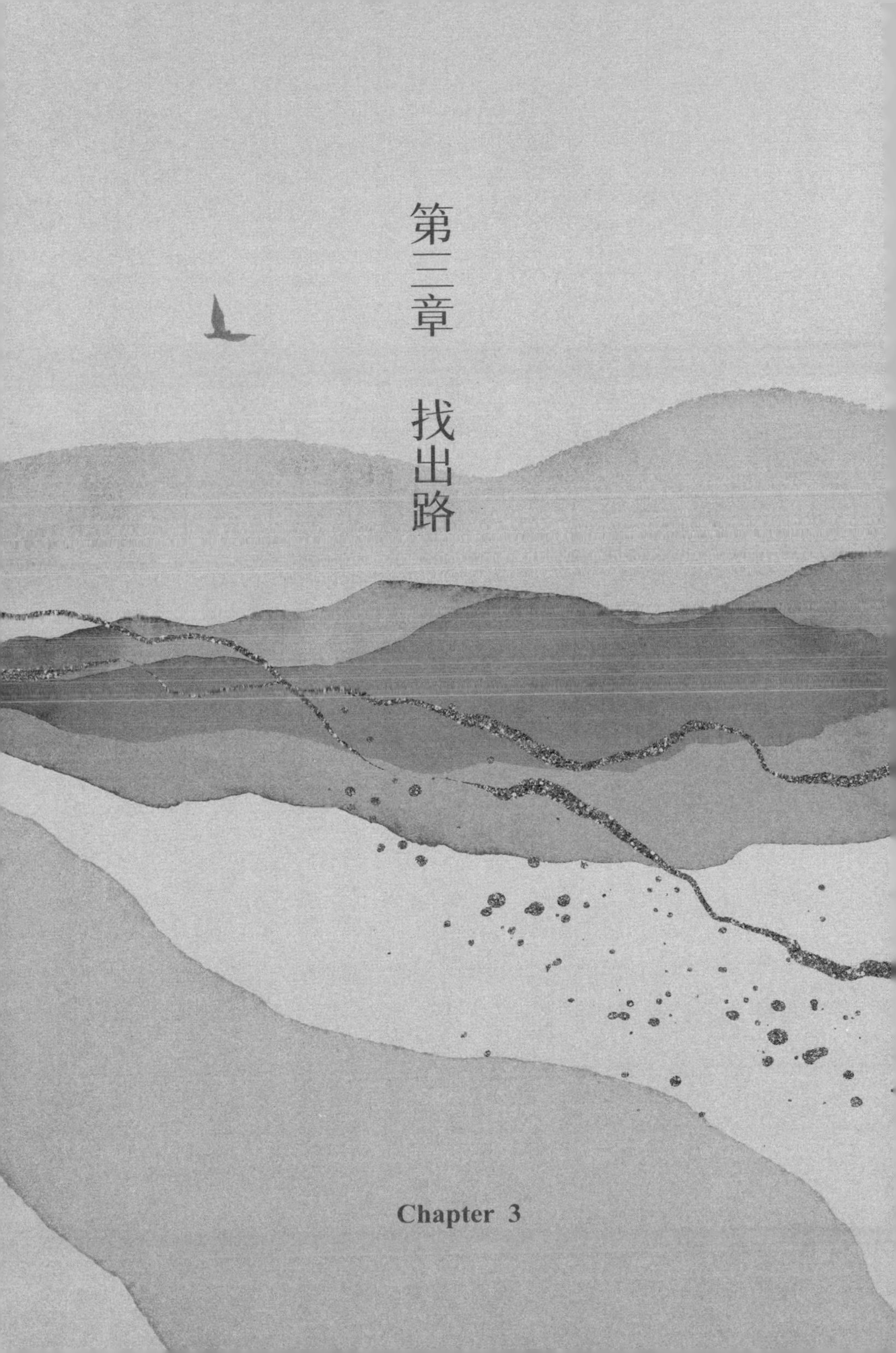

第三章 找出路

Chapter 3

母親的眼淚

從臺北回來後，媽媽的心情顯得更加沈重。雖然她還是會到糖果工廠包糖果，和女工們有說有笑，也記得回家煮飯給我們吃，卻時常無緣無故地流淚⋯⋯。外公很疼我們，常請託人家四處打聽醫師。每隔一段時間，就和外婆從高雄回嘉義老家住幾天，然後特地來我家走一走，關心我們的近況。

「當初要是知道會這樣，我就不會嫁到他們家了⋯⋯。」媽媽淚流滿面向外婆訴說：「難道上輩子，我做過什麼傷天害理的事嗎？天公伯仔才會讓我受到這款報應？醫師說他們還會愈來愈嚴重，我該怎麼辦才好啊！」

「不要哭、不要哭，這樣解決不了問題。人家說：『先生緣、主人福』，你爸爸也有在向人打聽醫師，一有消息就會通知你。」

一個星期後的晚上，媽媽接到外公的電話，得知高雄有位「拳頭師」，會視病患的需求調製中藥，且家傳獨門祕方已治好許多無藥可醫的怪病。隔兩天，媽媽就帶著我們去高雄找外公。醫師住在愛河邊一棟公寓的三樓，樓梯是又粗又大的木製手把，我真不知該怎麼爬上去；還沒爬到二樓，我和弟弟已經滿頭大汗、腳在發抖。媽媽見狀，緊張地問：「我背你到三樓好嗎？」「不要，我自己爬就好了。」媽媽又問弟弟，弟弟也同樣回絕她。

到了二樓，再爬沒幾個階梯，我就沒有辦法繼續往上了。外公和媽媽輪流攙扶我們兄弟，好不容易才爬到三樓。「醫師啊……拜託咧，請你一定要想辦法用你的特效藥醫好我兒子……，拜託、拜託你啦！」大致說明來意，媽媽就開始詳述我的病情，說到激動處，還頻頻用手帕擦拭眼角的淚水。

醫師請媽媽不要激動，接著叫我坐在椅子上，開始按壓我身上的肌肉和骨頭。東摸摸、西摸摸一陣子後，他搖搖頭，疑惑地問媽媽：「平常有沒有聽到你兒子說哪兒會痠痛？」

「沒有喔……我好像從來沒有聽他說身體會痛。」「嗯……說實在話，身體會痛的病，我還有辦法推拿、醫好，像這種都不會痛的病是最難醫治的。這些藥你先拿回家吃看看，要是沒什麼改善，很抱歉…，我就無能為力了。」

「……真的有這麼難醫嗎？拜託咧，你的醫術這麼高明，一定有辦法醫好我兒子的病，你是不是還有什麼比較貴的藥材還沒拿出來？沒關係，只要能治好我兒子的病，再貴的錢我都願意付，你儘管放心。」

看見媽媽這麼失望，原本話就不多的醫師，更感到不知所措了，只說：「有沒有效，你們回去吃看看就知道了。」媽媽的心情似乎更加沈重了；因為醫師的意思，她並不是聽不懂…。

心的練習

絕大部分的朋友們當遇到一件自己很難接受的事情，通常第一個反應都是逃避。逃避其實沒什麼好丟臉的，因為趨吉避凶本來就是人們的天性，只是上天總希望要我們要有勇氣和智慧去度過難關，即使你想閃躲也只能逃避一時，事情並不會憑空消失，因此勇敢面對也就格外重要，勇氣也總是成為人們歌頌的情操。

母親陪我到高雄看「拳頭師」，其實表面上雖然好像在找解決之道，但也證明了人們內心的恐懼與懦弱，說不定當時如果我能更有勇氣面對我的病，就能把握更多四肢還能活動的時間，做更多的事情。我覺得心的正向思考是勇氣增生的方法，或許透過生命中不斷的「冒險」，才能讓人生變得更圓滿、成熟。

心中有勇氣並不代表你真正的無懼，而是因為自己的勇氣讓恐懼變成可以跨越的障礙，接受更多未知的挑戰。這幾十年來的病症雖然能奪走我的身體，卻奪不走我的心、我的思考、我的勇氣，也願我的勇氣，能成為現在仍深陷考驗的朋友們，一點鼓舞的力量。

赤腳仙仔

從高雄回來沒幾天，媽媽去買菜的路上，遇到一位遠房親戚。他的太太罹患癌症，自從到西螺給人推拿後，病情已有明顯改善，「雖然是『赤腳仙仔』，不過真的很厲害！人一旦生病，身體某部位的筋就會變緊，他會找出是哪條筋絡發生問題，用內功推拿，再用祕方藥膏塗抹推拿的部位，等藥效進入體內，就可以解開筋結。」

「『先生緣、主人福』說不定這次真的能醫好你們的身體⋯⋯。」媽媽準備隔天午後就帶我們去西螺。

那是一間小平房，前院種滿花草樹木，客廳牆上貼滿人體各部位骨骼筋脈解剖圖，還聞到一陣陣清香的漢藥粉味。

媽媽向醫師表明是慕名而來，並詳述我們的求醫經過。醫師叫我坐在沙發上，用手摸我的身軀，接著用力觸按手臂與後腳跟的筋，很有信心地說：「哎喲！這沒有關係啦！是因為你兒子手臂和後腳跟的筋變硬了，手腳才會彎曲無力，只要我運用內力將筋推拿化軟後，手腳就能伸直，身體也自然會好起來。」

媽媽感到高興極了。醫師又叫我捲起袖子、伸出手臂放在茶几上，他打開一個小罐子，挖出藥膏塗在我的手臂上，邊推拿邊向媽媽說明，「你注意看喔！現在我正用氣功內力來推拿，你兒子會感到手臂漸漸發熱……。」

醫師花了差不多二十來分鐘推拿我的雙手，又花了同樣的時間，推拿雙腳的後腳筋，雖然有點兒痛，卻好舒服。經過一番推拿，手腳的筋摸起來真的變軟了！而且手臂一扳，竟然能伸的比之前更直！我們看了都嚇一跳，高興得差點就叫出聲。

醫師轉身拿出一個比較大的罐子，對媽媽說：「這是我精心研究出來的獨門祕方藥膏，趁現在把它塗抹在手腳筋上，用繃帶包起來，等藥效滲透進筋骨、打開筋結，藥膏變硬了，才可以拿掉喔！」等弟弟也推拿好、包上藥膏後，醫師就說：「你們可以回家了，記得一個星期要來推拿兩次才會有效。」

唉！要是能一次就醫治好，那該有多好啊！媽媽已經夠辛苦了，一個星期還要帶我們去西螺兩次，天氣又那麼炎熱⋯⋯，但只要看病的時間一到，媽媽就會從糖果工廠提早回家煮午餐，打理好一切，撐起陽傘，帶我們去搭車。

每次推拿後，我的雙手、雙腳都會被綁上藥膏布，模樣就像是個身受重傷的人，不論走在路上或坐在車上，都會引起人家異樣的眼光，真是尷尬！

心的練習

我的家人和朋友們知道我在西螺推拿略有療效後，都真心地為我感到開心，但最後看到我仍臥病在床，就知道推拿師對我的病情也是一籌莫展，剛開始把我當成和一般筋肉痠痛病人處理，其實他根本就不知道肌肉萎縮症的厲害。

不過由於推拿師的努力，至少曾一度讓我和弟弟都能找到救命的希望，只是這個希望很快就變成了失望，這種心情轉折起伏，很多朋友應該都遇過，如果您心情還在谷底，只要看看我迄今仍在示範與病魔奮鬥，應該能為大家激盪一點信心。

我們之所以會失望，是因為我們有了期待，而當期待與事實不符，失望的心情就油然而生，這世界上萬事萬物的發展，都有上天安排的定律，印象中，臺灣有很多城隍廟的橫樑上，都會擺置一個大算盤，意思是表達「人算不如天算」的意思，與其經常陷在失望的情緒中，還不如隨時感恩我們還好好活著。

改名字，無用的結局

去西螺推拿已經快兩個月了，我們開始拿不定主意要不要再繼續？「先生啊，我兒子來讓你推拿這麼多次了，怎麼筋都沒有變得較軟呢？到底是有效還是沒效啊？」突然聽到媽媽這樣問，醫生的表情顯得不太自然，說：「這⋯，這怎麼會無效呢？你儘管放心啦，要有耐心慢慢來推拿，一定會讓你見到成效的⋯。」

醫生說的也是有點道理，我們就不疑有他了。下一次再來時，才推拿沒一會兒，他忽然跟媽媽說：「下次記得帶你兒子的生辰八字給我，我拿去給朋友參考看看⋯。」

媽媽納悶地問：「要生辰八字做什麼？」他解釋說：「生了病會醫不好，有時和生辰八字很有關係。我有一位朋友剛好在研究這些，想請他幫忙看看，核對你兒子的八字和本命格有沒有相剋，如果真有相剋，就算我的醫術再高明，還是無法醫好的。」

一段時日後，醫生很有自信地對媽媽說：「來、來、來，你看！問題就是出在這裡啦！你兒子出生落地的時辰不好，再加上名字筆劃都不好，才會變成這樣，就像是一根木柴長期插在水裡，日子一久不就會腐爛嗎？」

媽媽聽了很緊張，只差沒跪下來拜託醫生幫忙處理。「這不要緊，你放心好了！我朋友很了解在這種情況下，會造成什麼嚴重後果，他特別翻了很多關於姓名學、命理學方面的書，替你兒子取了一些適合他們八字的名字。

「適合你兒子五行八卦的名字真的很難取，雖然這張紙上的名字沒幾個，但每一個都是最適合他們本命的喔！你拿回家參考看看，覺得哪個叫起來比較順口，就拿來做名字。對了！不要再用舊名字來稱呼，一定要叫新名字，聽習慣了才會有效。」

「要是這樣就能治好我兒子的身體，那真是太好了，真多謝你，先生，多謝多謝！」醫生一聽到媽媽這麼說，連忙又解釋：「不是、不是…，哪有這麼快就能馬上改變他們的身體狀況，還是需要時間，加上配合我的治療，身體才會慢慢轉好。假如說一天就能長出肉來，這你相信嗎？」

一回到家，媽媽就叫我們自己去挑選名字，我選了「竣超」，弟弟挑了「人文」。

為了徹底改善我們的病情，媽媽拿著戶口名簿到鎮公所更改姓名。辦事人員說，原本的名字又沒有取到像「屎」啊「尿」的這麼難聽的字，不能做更改。媽媽卻不死心，不止一次到鎮公所拜託、懇求，最後工作人員終於答應辦理重新登記。

心的練習

許多人遇到難以解決的困難，有時會透過看不見的力量希望改善現況，其中最常被使用的方法，就是求神、問卜、改名字…等，我並不清楚這些方法對其他朋友來說有沒有效，我只知道這些對我完全起不了作用。恐懼，是一種心理作用，是面對現實的或想像中危險的自然反應，透過這幾十年與它對抗的經驗，克服恐懼最好的方法，我覺得就是每天正視它、處理它，認真看著處理的當下，當血壓、心跳慢下來，自己不自覺就學會了轉移恐懼的情緒。

或者我們也可以試著把恐懼的事，用愛來逐步化解，例如事情很複雜，就分解成好幾個部分，先解決一部分後，再解決更難的一部分，把難度降到自己能容易解決的程度，接著把自己做這些事情，當作是幫助他人，例如擔心看醫生，就把這個流程當成是替醫生解決它工作上的麻煩，利益他人的想法，恐懼說不定也就逐步消散了。

受騙的感覺

改名字後，我們滿懷信心去西螺做推拿，卻發現醫生推拿的時間漸漸縮短，也不像以前那麼認真，手腳筋的柔軟度也沒有明顯改善。媽媽忍不住又問起，醫生卻語氣強硬地回答：「怎麼會沒改善呢？你看你兒子現在的手筋不是比以前還要軟嗎？看起來也比以前有肉⋯⋯。」醫生都這麼說了，我們還能說什麼！雖然感到怪怪的，不過想歸想，媽媽還是照樣帶我們去做推拿。

直到有一次，我們出門時天氣還很晴朗，到達西螺卻下雨了；我們被困在車站裡，不知如何是好？如果繼續等下去，錯過看病的時間，豈不白跑一趟！媽媽叫了一輛計程車，「我們要去找一位很會推拿筋骨的醫生，他家就在那個方向，麻煩你載我們去一下，不然時間快來不及了。」

車子開到半途，司機卻搞不清楚媽媽所指的地點，媽媽一慌張也不知要往哪兒走，「這位醫生就住在這附近，他的推拿技術很有名聲，很多人從外地來讓他治療，你應該有聽說過才對呀！」

「嘸咧！我住在西螺這麼久了，從來沒聽說這附近有一位這麼厲害的醫生⋯。」眼見太陽快下山，我們卻還在路上繞，司機建議說：「不如介紹你們去找一位我認識，醫術也很高明的醫師，他有一種最新的儀器，可以疏通筋骨喔！」本來很失望的媽媽，頓時又顯得很有精神了。只見司機轉了兩、三個彎，再往前行駛沒多久，就說：「到了、到了⋯，快到了喔！」

明明沒人候診，我們卻等了約半個鐘頭，醫生才一邊嚼食物，一邊走出來打招呼。聽完媽媽詳述病情始末，他說：「沒錯，是筋絡病變造成的。只要用這台新進的儀器電擊，多刺激手腳的神經，就會好了。」

聽到要用「電」的，我有點「心驚膽跳」。或許醫生也了解病人心中的畏懼，就說：「不要緊張，這不會痛，只會有點兒麻麻而已。」

他拿出一個箱子形狀的儀器放在地上，兩條連結儀器正負極的電線，分別繫在我兩腳的大拇指上。當電流經由腳在身上產生一陣陣刺麻，我的手掌心直冒冷汗。

「好了、好了，一次只能電十分鐘，再電下去，人體會負荷不起。」輪到弟弟電療時，醫師一直問我：「有沒有感覺手腳的筋骨變得較輕鬆、較柔軟呢？」

這教我如何回答呢？說沒效嘛，感覺倒還蠻舒服的；說有效嘛，或許是剛被電完，才有這種感覺。我想了老半天，吱吱唔唔地說：「嗯……還不錯、有效。」「你聽，連你兒子也這麼說了，一定是有效的；今天就先電到這裡，過兩天再來繼續……。」

回家後，我們思考了好久，好不容易才下了決定，不要再到西螺做推拿和電療了，因為都有一種「被騙」的感覺。

心的練習

人絕對不可能不犯錯！這是生活上很正常的一件事，雖然大家都知道人會犯錯，但卻有很多人的個性是打死不認錯，還有人永遠不願意原諒別人的失誤，這是很奇怪的事，我覺得原因應該就出在人們內心的「面子」和「恐懼」，深怕失去了什麼。在此生求診之路，我遇到無數次誤診的情況，很可惜的是很少人會真的向我說聲：「抱歉，這個我無法醫治。」更多是為了維持「神醫」形象而說些奇怪的話。其實我們都會犯錯，只要真誠檢視自己內心，用心中的愛改進自己的思言行，就會讓自己更成熟、更進步。願意承認自己錯誤，是需要很大的勇氣，也是有高尚情操的人，因此，當我們看到真心承認錯誤並請求原諒的人，請您給予原諒和敬意，因為這真的不簡單。

迷信，一晚燒掉三萬塊

日子一天天過去，我的病況雖然不是一下子惡化，卻很緩慢地逐漸敗壞中，讓媽媽有一種「醫也不是、不醫也不是」的無助感。

外公告訴媽媽，住屏東的二姨家附近神壇，有位神通廣大的仙姑，能到陰間地府幫人家處理前世因果；很多身染怪病的患者，請她查明原因，燒一些紙錢後，就不藥而癒了。「仙姑純粹在助人，事後只要捐些香油錢就可以了，沒給也沒關係，去試看看好了！」

媽媽稍微停頓思索了一下，就向外公說：「好！好！我一定帶他們去屏東找仙姑。」

我實在很不願意去，為了身體又不得不去，所以還是向老師請了一天假。

二姨帶我們來到仙姑的神壇，好不容易爬到三樓點香膜拜後，仙姑卻說這只是小分壇，如果要查明事情真相，一定要到本廟請出正身，才好「對症下藥」。依照仙姑的指示，我們又來到臺南市區一間廟宇。規模不小，感覺有點陰森森的，訪客卻不少。

月色愈晚，進出的人潮愈是吵雜，北管嗩吶音聲吹得很響亮，祭拜的香和燃燒金紙造成的煙霧更是瀰漫，燻得我的眼睛快睜不開來。感覺事情處理起來有點複雜，媽媽連忙去找公共電話亭，打電話要爸爸放下手邊工作趕來幫忙，不然她一下子跑這邊、一下子跑那邊，恐怕應付不來。

等到晚上快八點，才輪到媽媽向仙姑請示。仙姑的魂魄下到陰間查了一陣子後，問媽媽：「你想想看還有沒有印象…，這是發生在很早很早以前，你還很小的時候，你媽媽是不是還生了一個女兒，算來是你的二妹，出生不久就夭折了？」

媽媽感到很驚訝，因為這件事很少人知道，想不到仙姑這麼神通廣大，竟然可以查出來；這讓媽媽更加相信，仙姑一定法力無邊，有辦法治好我和弟弟的病。

「你二妹在陰間已經長大成人，她想找人做伴侶，找來找去找不到適合的人。後來，她找到一位意中人，就是你的先生；卻因為陰陽兩隔，沒有人牽紅線，才使得你兒子身體慢慢惡化，變成現在這個樣子。」

「什麼？」仙姑的說明，讓媽媽覺得很突兀，不太相信真的有這種事；連在一旁的我聽了，也感到很訝異，怎麼會這樣子呢？好歹說來，她也算是我的親阿姨，怎麼會來害我們呢？儘管如此，媽媽還是請教仙姑要怎樣處理，才能兩全其美，讓「雙方」都滿意，同時我們的病也能好起來。

仙姑說：「唯一的辦法，就是讓你先生冥娶這位妹妹當二老婆，這就要看你和先生願不願意了；如果願意，今晚我就會幫忙處理，你們只要多燒些金紙錢給她，兒子們的病自然會好起來。金紙錢燒得愈多，對你們愈有幫助，不只你兒子的病會好得快，連家庭也會更加圓滿和樂。」

媽媽遲疑了一下，不敢斷然決定是否該答應，等到爸爸來了，才將仙姑講的話很詳細地解說了一遍。起初，爸爸也感到很不可思議，怎麼會有這種事，又偏偏讓他給遇到，一時間也不曉得該怎麼辦？仙姑要爸媽趕快決定是否舉行冥娶儀式？媽媽將爸爸拉到角落，兩人比手劃腳地討論，從表情和動作明顯看出媽媽比較激動。

最後，爸爸尾隨在媽媽後面，兩人一起走到仙姑身旁，媽媽說：「仙姑啊，只要能讓孩子們的身體好起來，您看要怎樣做就怎麼做，都由你來作主處理就好了。」

仙姑點點頭說：「能夠這樣是最好的了，對你們雙方都會有好處。等一下我就來作法會，由你的大兒子捧一個米斗，米斗裡放你妹妹的神主牌，跟在法師的後面，繞著這個庭院走，直到念誦完經文才可以停止。」

「要燒多少金紙錢給你妹妹，就隨你們的意願了；不過燒得愈多，愈能更快得到實質的效應。燒完以後，就可以迎娶她的神主牌回家，先擺在房間裏供奉，暫時讓它和你先生睡在同一個房間；一段時日後，才可以放在神明桌。」仙姑又提醒：「這段期間，你不能進入房間和先生同房睡喔！這點你一定要注意。」

為了我的身體，媽媽怎麼可能會不記得要依照仙姑的旨意呢？只是我很緊張地告訴媽媽：「手要捧著東西，還要站到走廊前面那兩個階梯，我恐怕是爬不上去，到時候該怎麼辦呢？」「是啊！如果你爬不上去，那該怎麼辦才好呢？」正當我們感到不知所措時，媽媽靈機一動想到由弟弟來代替，仙姑也同意說：「好吧！這樣也是可以。」

四周人來人往、吵雜忙碌，感覺大家都很倉促，想利用時間趕緊將自家的事情盡快辦完；媽媽不時和販賣金紙的人比手畫腳，不時注意弟弟行的安全，爸爸則忙著借電話、講電話。

等爸媽燒完金紙和我們會合後，媽媽又去領取神主牌仔和一對紙偶，辦妥一切冥娶事宜，爸爸就急匆匆到廟外叫了一輛計程車，要趕在某個時辰前回到家。

坐進計乘車後，我們才暫時歇了一口氣。從爸媽的談話中，得知爸爸向人借了一張兩萬多元的支票，媽媽也花了約五千塊錢，總共花約三萬塊錢來買金紙燒掉。

全部遵照仙姑的指示辦理後，我和弟弟的病情真的好了嗎？後來聽二姨說，那位自稱是仙姑的人，不知是不是騙了很多信徒的錢，竟無緣無故有點精神異常，四處跟人家去賭博，最後連房子都被查封了。

心的練習

我相信如果有人和我一樣得到「怪病」，不論是自己還是家人，都會想盡辦法要得到解決方法，雖然傳統醫學到目前為止仍有其極限，但畢竟是正途，如果在醫學上確定得不到療效，想要另尋他途，我的建議是一定要堅持原則，不要一時心慌而亂了理性與思考，特別是假借神佛旨意的更要特別小心，很有可能就是謊言的開始。「利益交換」是檢視的方法，如果是真正幫助人們解脫的信仰，一定不會要我們拿東西來交換，而是無私的協助，答案就這麼簡單。

半顆饅頭，無私的愛

為了考試能得到好成績，晚上補習完回到家，我會再繼續用功到很晚才睡覺，也因此隔天早上不是載我的同學睡過頭，就是我睡過頭，耽誤一起上學的時間。同學睡晚了，還能快步趕到學校，不然就騎腳踏車，可是換成是我可就糟透了。有一次我睡過了頭，好不容易才走到校門口，訓導主任早就老遠扯開嗓門怒罵：「你曉不曉得現在已經幾點了？曉不曉得已經遲到了？下次再讓我看到，就記過懲處！」

之後，如果又睡過頭，媽媽就會騎腳踏車把我載到半路，讓我自己走到學校；除非真的會遲到，才讓媽媽載我到校門口。因為我怕被同學笑說：「都這麼大了，還讓媽媽載你到學校！」

放學路上，看到媽媽來載我時，心裡雖然高興，卻裝作一副老大不情願的樣子說：「誰叫你來的⋯⋯？」媽媽很不好意思，頭低低的小聲回應我：「這麼晚了，看你還沒回家，我不放心才騎車出來看看⋯⋯。」有次，我很不悅地叫媽媽自己先回去，我決定用走路的就好，結果媽媽回去不久，我就邊走邊後悔了。

過完寒假，接著是國二下新學期的開始。我的後腳筋感覺更僵硬，走起路來也愈吃力，但仍盡可能自己走路上學。媽媽也很了解我，除非放不下心，才會載我去學校上課或載我回家。

夜晚，有一位歐巴桑會沿街叫賣饅頭，以前因為鄉下地方消費力不強，偌大的饅頭也有賣「半顆」的，晚上若去補習，下課後就十點了，雖然很餓，我還是想替母親省錢，每次只買「半顆」。饅頭的味道好香好好吃，半顆饅頭兩口就吞下去了，很有愛心的歐巴桑看我吃饅頭的樣子，常問：「吃一半夠嗎？」有時，她會故意將饅頭剁得大小不一，然後拿較大的那一塊給我。

雖然她只是小小的動作，我卻看在眼裡，即使已經過了幾十年，那個

「愛」的影像依然深深留在我的腦海裡。每次只要一想到她，我就會默默地為她祈福，因為她的愛，再透過我的筆，也讓大家感受到那個最真、最純、最正面的能量。

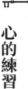

心的練習

我們人類的內心都有著一顆愛人的心，有時只是受到外界或生活環境的干擾，而忘了祂的存在。早年鄉下地方老太太靠賣饅頭營生，我真的很懷疑她能賺到多少錢？但她每次遇到我，不但願意賣半顆，還特別把較大的一半給我，也只收半顆錢，同是辛苦人願意為陌生人付出這一點關懷，可別小看這威力，可是大得驚人。

佛教經典裡有一個「貧女施燈」的故事，大意是說有一位貧女名叫「難陀」，每日以乞討維生，生活總是有一餐沒一餐。有一天她乞討終日得到了一文錢，因受到佛陀度化眾生的感動，發願燃燈供佛，然而微薄的一文錢，只能買到很少的油，但是難陀誠敬的心卻比燈火還光明，於是當天色漸亮，其他王公貴族們供奉的油燈因漫長黑夜而油盡燈枯時，唯有難陀的燈火依然遍照十方。所以，別輕忽由內心所發出那一絲絲無私的愛，其影響無遠弗屆。

貪心小動作

想起小時候看到母親工作的糖果工廠裡，專門包「地瓜酥」的女工們工作的情形，就覺得很有趣，因為母親當時是兼當領班，負責去工廠端一整盤地瓜酥，端來倒在桌上給大家包裝，然後再把成品端回去放。由於薪資是論件計酬，老闆為了公平起見，規定大家一定要等領班回來，準備就緒後，大家才可以啟動。

然而當時鄉下的女工們會出外工作，不外乎是為了家庭經濟所逼，都想著包得越多、賺得越多越好，因此一切所講求「快~快~快~」。看到她們的預備動作，就像賽跑選手那樣，準備蓄勢待發，就像在等待裁判吹哨子比賽前的表情，甚至想著迫不及待的想先偷包一、兩塊也好，那種神情和小動作，頗令人莞爾。

女工們除了動作、手腳要很俐落、熟練，還會偷偷將還沒包的地瓜酥，藏在已包好的地瓜酥下面，這樣就能多包幾塊、多賺點錢，而且每次包完後，大家都會習慣性的喘口氣，這樣大家就曉得她們「拼」得有多賣力了。

當然，我在寒暑假幫母親的忙，也曾經學她們那樣，有著偷藏地瓜酥再慢慢包、增加產量的經驗。只是那過程總是很讓人提心吊膽、心驚肉跳，還要擔心別人異樣的眼光，畢竟那已經影響公平性，也跳脫出眾人的「制約」之外。

一邊要偷埋地瓜酥的同時，眼光都必須環顧四週，看看有沒有人眼睛往你這邊看、在注意你，如果沒有，才趕緊將那塊沒有包的地瓜酥，埋在已包好的下面。甚至埋好以後，還要看有沒有被人發現。當下的心境，真的是很複雜，我想「作賊心虛」大概就是這個樣子吧，因此做沒幾次後，我就決定不再這樣做了，因為我想讓心「平靜」，我想這才是正確的能量。

其實這個社會經常可以看到這種情況發生，早期為了家人生活還可以體諒，但現代人的「貪」念多半都不是出自生活上的匱乏，而是因為很多的「不需要」，順手牽羊的社會新聞屢見不鮮，其實貪小便宜，這種類型的人，心靈、財富都絕對不會富有。

心的練習

以前總聽人家說：「付出才是真獲得。」當時小小的年紀實在很難體會這句話的意思，給了別人，那自己怎麼可能還會得到什麼？我想這個疑問應該也是大多數人的疑問吧。後來到了年紀漸長，開始知道物理學有一種「能量守恆定律」，才知道當您的心念散發出什麼樣的能量，自然就會吸引什麼樣能量的人過來。想要有錢，不是把注意力集中在眼前的獲得，而是播下一顆顆「善念」的種子，等種子發芽長大了，聚來更多正能量，財富自然而然就會回到自己身上。

辦休學

有一天放學回家路上，遇見了外公，他問我：「是讀書重要？還是身體比較重要？我看你還是不要去讀書了，趕緊先把身體醫乎好、顧乎勇，等有能力再去讀才對！」外公回去高雄後，我百思不解地問媽媽，她才告訴我：「每次阿公來北港見到你們兄弟就很煩惱，擔心再這樣下去，你們的身體恐怕會愈來愈糟……。」

「他不斷向人打聽、請教，最近聽人說，高雄有間病院的骨科醫師，在幫人開刀放腳筋，很多人經過治療就會走路了，走起路來甚至比以前還靈活有力。」阿公特地來告訴媽媽這個消息，也順便提醒身體比讀書重要。

雖然知道讀書並非「成功」唯一的出路，但「休學」這個問題，我還從來沒想過。只想過國中畢業後，就去學打造金飾、做齒模、修理鐘錶或刻印章等手工技藝，相信只要學得一技之長，將來就能養家活口、奉養父母。

「阿公回高雄後，有進一步去了解，真的好多人被醫好了；要去的話，媽媽到學校幫你辦休學，好不好？」其實媽媽已不只一次、有意無意地問我。想到腳筋愈變愈僵硬，走起路來腳跟愈墊愈高，也愈來愈容易跌倒，事實已經清楚擺在眼前了，是讀書重要？還是身體比較重要？當媽媽又再一次問我：「要不要去開刀？」我也只有答應說：「好啦！我不要去學校念書了，去高雄開刀。」

媽媽想試試我的膽量，故意問：「嗯⋯⋯，你這樣躺在床上，看到醫師手上拿著一把手術刀，然後從你的腳筋割了下去，血噴了出來，不會怕嗎？」

「不怕！」

「好！不過媽媽跟你說喔，開一次刀至少要花兩萬塊，弟弟的情況沒像你這麼嚴重，他想先讓你去開；所以他不去，你還要不要去？」我稍微猶豫了一下，還是點頭。終於，在國二下學期，距離第三次月考只剩沒幾天，我辦理休學了。

心的練習

歷經五十多年的歲月，我所遭遇的難解問題，應該不比任何人輕鬆，從我休學後病情就每況愈下，心裡也知道要開始面對排山倒海而來的難關。臥病多年，我發覺解決難題的起手式，就是「靜心」。仔細看看自己動作、觀察自己的想法。長期的病痛折磨，讓我養成用心看世界，也讓我有一種難以言喻的超然感覺，當我不怨天尤人、當我不批判事物，只是很純然的看著它們來來去去的發生，一種完全自由，一種優雅與寧靜的感覺油然而生，也讓我有更多的愛可以給大家。

一碗清湯麵

來到高雄的醫院，住進五人病房時，已經中午一點半了。怕我餓著，媽媽急著要去買東西給我吃。不久，她卻回來說：「怎麼辦，外面的攤販都收攤了！我再到樓下找人問看看醫院的廚房在哪裡？」

「媽，如果有找到東西吃，你就先吃飽，我還不是很餓⋯⋯。」媽媽沒聽我把話說完，就走出病房、不見蹤影了。過了好一段時間，還沒見到媽媽回來，我很著急卻無法走出去找她；醫院這麼大，她識字不多，會不會是找不到回病房的路呢？

窗外樹梢上的蟬鳴聲，讓病房顯得更寂靜。不久，走廊傳來腳步聲，滿身大汗的媽媽手上端著一碗麵，出現在病房門口。她笑容滿面地說：「來，先趁熱吃一口，不好吃不要罵媽媽喔，因為只能隨便地用水煮，再加點鹽巴和味素。」

原來，媽媽問了好久，才找到廚房；可是，廚房人員卻說，能煮的東西都煮完了。媽媽不相信這麼大一間廚房沒有東西可以吃，她找了老半天，終於在冰箱的最角落，找到一小包沒煮完的麵條。

我低頭看著擺在眼前的這碗清湯麵，眼淚忍不住一直滴下來。

「怎麼哭了呢？以前我們辛苦地到臺北求醫，時常超過用餐時間好久才吃到東西，那時你都沒哭了，現在有東西可吃還流眼淚啊？好了、好了，不要再哭了，要勇敢一點…，先把這碗麵吃完，媽媽再去將那些剩下的麵條煮來吃！」

那是我人生第一次在醫院的病房過夜，睡得很不安穩，半睡半醒挨到天亮。早餐過後不久，一位長得高高胖胖的骨科醫師進來，說要測試膝蓋的反射動作，叫我下床蹲著和站立起來給他看。

聽完媽媽述說我的病情後，醫師表示：「初步診斷應該是罹患了肌肉萎縮症，不過還要做肌肉切片檢查才能確定，如果是得到這種病，開刀放腳筋只是暫時讓腳的活動較靈活，以後腳筋還是會慢慢拉緊，最後還是會無法走路。所以，你們再考慮清楚，若真的要開刀的話，最快可以安排明天、最晚後天。」

媽媽想了幾分鐘，沒有問我的想法，就直接跟醫師說：「既然是這樣，還是開刀讓他好走動比較重要，順便也把他的手筋給放鬆伸直，以後就不用再來挨一刀。」但是醫師說：「四肢一起開，怕身體會受不了，手伸不直不比腳的影響大，還是先開腳筋比較重要。」

吃過晚餐，護士就來通知：「預定明天上午十點動手術，從現在起到明天手術完成前，都不可以再吃任何東西。」開刀多少都具有風險性，媽媽隨即找公用電話打回家，要爸爸一定要在明天早上十點之趕到醫院。

「開刀就開刀有什麼好怕的？讓爸爸去開車賺錢，怎麼還叫他來這裡呢？」媽媽很謹慎地對我說：「不叫你爸爸來，我會良心不安。孩子在醫院開刀，做父母的一定要陪在身旁，和孩子一起度過這個難關。」

心的練習

寫到第一次去高雄的醫院開刀，母親一直很堅持要為我做一碗清湯麵，當時我的眼淚一直流不停，我想許多家庭必定也有不少這樣感人的小故事。有時我們會想，受到家人這麼多的照顧，應該要如何回報他們？特別是像我這類「行動不便」的人，是否就什麼都不能做？在這裡跟大家分享一個心靈力量的秘密，那就是祝福。只要您的大腦還沒停止運作，您改變世界的力量就不會停下來，例如有些人透過文字出版、攝影圖片、影音作品，讓影響更是無遠弗屆。雖然我一直躺在病床上，但只要我清醒著就會開始加以運用，內心清淨專心一致發出祝福，雖不見得馬上心想事成，理想卻能慢慢接近，尤其當您的祝福對象不是自己，那麼利他的祝福，更是威力十足。

開刀放腳筋

護士推我進開刀房，醫師走過來打招呼，叫我不要緊張。一會兒，便感覺到有人在我的脊椎慢慢插入注射針頭，腳漸漸有了麻麻的感覺。我往開刀室的門看了一眼，看見爸媽都站在門外，隔著一層玻璃小窗探頭看我。再趴下去不久，就不省人事了。

迷迷糊糊中，聽到一陣吵雜聲，微微張開眼睛，看到爸媽站在床邊，感到很安心就又睡著了；再度睜開眼睛時，我驚慌地問媽媽：「腳怎麼好像被壓著不能移動，好瘦喔！」媽媽微笑用手摸摸我的額頭說：「睡醒了喔，你已經睡兩天了，腳被醫師用石膏固定起來，所以不能移動。先把這杯牛奶給喝了，補充一點營養。」

喝了兩口牛奶，我問媽媽：「怎麼喝起來怪怪的？」

「那味道很香，不是怪怪的，裏面加了人蔘粉，這樣你才會有元氣呀！」

不久，醫師來查房，並大略向我和媽媽說明，開刀的傷口縫了二十多針，從腳掌到大腿用石膏包裹起來固定，盡量躺在床上，不要隨便站起來亂動，避免把剛接綁上去的腳筋拉斷，一個月後腳筋癒合固定，就可以把石膏鋸開，出院回家了。因為小腳肌肉稍微用力一下，就能明顯感受到刺痛，我不敢亂動地躺著；可是一段時間不移動，腳就痠痛得受不了，而且愈久沒動就愈痠痛。當痠痛得受不了時，媽媽就會把我的石膏腳捧起來動一動，或是抬高放在床尾的欄杆上。

半夜，我痛到身體不由自主地顫抖，只好輕聲叫醒媽媽，心裏正感到過意不去，媽媽卻說：「不舒服一定要把媽媽叫醒，媽媽來這裏就是來照顧你的啊！」

雖然我還是不捨得叫醒熟睡中的媽媽，但不知道為什麼，只要感到腳痠，媽媽就會自動醒來幫我動一動腳。大約過了十天，我發覺腳筋不會那麼痛了，就慢慢嘗試移動和舉高打著石膏的腳，躺著時腰部也能很有力地坐直起來，甚至手也快摸得到腳趾頭了，這是我以前都做不到的！

右邊的窗外，不時會傳來鳥叫聲，我早就想下床到窗邊，看看山上的風景、看看有沒有老鷹在飛翔……媽媽怕我受傷，不肯答應扶我下床，經我再三要求，保證絕不會受傷，她才肯扶我稍微站起來看一下。雖然沒看到老鷹，但看到了天上的雲朵，還有一群鴿子從眼前飛過，我開心地笑得闔不攏嘴呢！

隔天醫師來查房，他說：「如果腳筋不會痛，可以試著站起來沒關係，只是剛開始不要站太久，等過兩、三天讓腳筋習慣了，可以試著坐輪椅到走廊上走走。」開刀後半個月，醫師用電鋸鋸開了後腳筋上的石膏，縫合的傷口癒合得很漂亮，可以拆線了，但要等滿一個月，才能將整隻腳的石膏全鋸開；住院的日子很無聊，醫師知道我很想回家，建議至少等到第三個星期，把石膏全拆開，情況允許再出院。

醫師又告訴媽媽，切片檢查的結果，證實我罹患的是「先天性裘馨氏漸進式肌肉萎縮症」；不只是身體的肌肉會萎縮，甚至肺部的肌肉也會萎縮，使得呼吸功能慢慢消失，最後得住進呼吸照護病房，依賴呼吸器維生。

「對肌肉萎縮症患者來說，放腳筋只能讓行走能力暫時改善，之後要靠運動讓腳筋不會那麼快變緊、萎縮、無力；至於開刀能維持多久？很難說。」

我趴在媽媽睡的小床鋪上，讓醫師用電鋸將腳上厚重的石膏鋸開。當看到許久不見的雙腳時，心頭一驚！真的不敢相信，這一雙鳥仔腳竟瘦得如此嚇人！

醫師要我慢慢地蹲下去，再試看看有沒有辦法自己站起來？媽媽看見我蹲下去後，馬上問醫師：「不是放了腳筋嗎？怎麼腳後跟和地面還是有距離？還是踮腳尖呢？」

「這已經很不錯了，腳筋最多也只能放到這樣，來！用力站起來看看。」

我故意不用以前的習慣動作，像正常人那樣試著直接站起來。令人意外的是，雖然花了五、六秒鐘，但不再需要趴在小床上，就能站立起來了！

醫師又讓媽媽扶著我走了十幾步路。開始時，走的比較蹣跚，但腳步比之前更穩，走路不再踮著腳尖，後腳跟也能貼著地面了。「嗯！情況不錯！再練習走兩天後，就讓你出院回家。回家後，一定要多運動才可以，知道嗎？」聽到醫師這麼說，我當然萬分喜悅地回答：「知道了！」

拆下石膏，我最想的當然是能痛痛快快洗個熱水澡囉！當脫下衣服，看到鏡子裡的自己，不知怎麼搞的，就一邊流淚一邊問媽媽：「我怎麼會這麼瘦啊？」

「不要哭，媽媽也不希望你變成這個樣子。沒關係，說不定開完刀後，回家多運動，身體就會全都好起來……。」

心的練習

人生劇本中，總會在幾個關鍵點透過事情的發生，使我們內心產生撞擊而心靈升華，也讓心智更成熟，最常見的方式就是意外、生離死別…等。由於大家平時沒有經驗，往往都會用二元思維來看待，也就是對錯、好壞、黑白、上下…等。我覺得能跳脫對錯想法，用不同角度看待事情不加以批判，就是心智成熟的人，不只帶給人一股暖流，處理棘手事情也更容易圓滿。

第四章　逆來順受

Chapter 4

枸杞粿

還記得剛開完腳筋那一陣子，市面上流行販賣一種專門給小朋友吃了會食慾大增的「枸杞粿」，當母親一聽說有人在賣這種食物，她當然不管那一塊的價錢是多寡，就託人一次買兩塊，一塊給我，一塊要給弟弟，那時我都還不知情。

其實當我聽知道到有人在賣這東西時，內心裡可以說早就「迫不及待」，但因考量家裡經濟，也不敢主動叫媽媽買，何況有中藥成分的點心，價格一定不便宜。結果沒想到放學回家，看到在桌上放著兩個用塑膠袋包裝起來，外觀有略呈粉紅色，兩塊長方形東西時，就好奇伸手打開一看，竟猛然讓我嚇一大跳，實在讓人不敢相信，袋子裡面裝的竟然就是「枸杞粿」。

依稀記得，在袋子包裝的兩側還印寫著「越吃身體越健康」、「越吃身體越強壯」的兩行字，沒有因病痛而瘦弱的人是不了解病人的心情，那時，不論用甚麼樣的言詞，都無法形容高興亢奮的心境。我如獲至寶般將一塊枸杞粿，收藏在媽媽那一台縫紉機的抽屜裡面，按照說明書上寫的那樣，按時剝來吃。

或許是自己的心理作用，吃了二天後，真的就明顯感覺肚子好像有比以前更感到飢餓了，而且吃的飯量，也比以前還要多，我知道如果這樣持續下去，身體一定是會恢復健康。

然而，幾天後這種感覺就不見了，那時我的心裡真是千百萬般的失望與沮喪，尤其白白的犧牲掉媽媽的一片苦心，花費掉一筆她辛苦的勞累錢。但這件小事，也讓我逐漸開竅，我真的搞錯方向了，我們總是一直「想著自己」，其實我只要專注在吃進媽媽的「愛」這樣就行了，同時將感恩的能量在心中默默迴向給她，這樣不管吃什麼食物都開心、都感動。

心的練習

人們的大腦思考就像一支接收器，而據我所知，這個世界的演進與成就，皆是人類透過心靈思考運作而形成，例如電燈泡大家所知是愛迪生發明的，如果他沒有先想到要如何創造有個可以長時間點亮光源的想法，就不會有燈泡的出現，而愛迪生發明燈泡，是為了造福群眾，所以冥冥中就有一股力量來幫他，給予他靈感。我認為要獲得外力來助，有個關鍵是利他，以別人的需求為出發點，往往都會被祝福。俗話說：「種瓜得瓜、種豆得豆。」一種瓜不會長出番茄、玉米的，當我們種下一顆善念的種子，何時會發芽沒人知道，但可以預期的是，在對的時間、對的人、對的組合，那個種子就會長成一顆果實、一棵大樹。

分擔家事

爸爸打算將屬於他們三兄弟共同居住的這間房子賣掉，所得的錢平分之後，各自蓋新房子。

暫時搬回祖厝住的那段期間，爸爸考上大客車的職業駕照，改開台西客運，得按時上下班，監督蓋房子的工程，就交由媽媽負責。媽媽要到糖果工廠包糖果，還得騎腳踏車到工地打理一切瑣事，甚至水泥、板模、水電、鐵匠缺工，他們都找媽媽來頂替，做沒工資可領的臨時女工；媽媽不但不以為苦，還說這樣能一邊監督承包商有沒有偷工減料。

為了讓工人把房子蓋得堅固又漂亮，媽媽在夏天忙著準備涼水，冬天則去買熱食或麵包。看到媽媽的手受到水泥侵蝕，不但龜裂還破皮流血，心好不捨，真想替媽媽分擔做些事，卻幫也幫不上忙，只有趁著到糖果工廠幫忙的機會，多包一些糖果。

那時，妹妹寄宿臺北小阿姨家念高中，弟弟已經讀國一了，媽媽知道我平常會自己煮一些東西吃，也煮得有模有樣，早上要到工地前，會把中午要煮的菜先買好，讓爸爸中午回家休息時有飯菜吃、弟弟也有熱便當。雖然我無法動作靈活地做這些事，不過只要提早慢慢做，還是能替媽媽分擔一些家裡的工作。

但事實也不是這麼輕鬆！那時，我的腳雖然比未開刀前有力量，但筋骨卻比剛完開刀時更僵硬無力。記得有兩次，我跌倒頭著地，媽媽傍晚回家時，才發現我臉色蒼白地躺在床上。

雖然記得做家事有時會意外地受傷，但其實內心很高興自己還能幫得上忙，我知道人與人之間的能量相通道理，也一直期許我的協助和祝福，能讓父母親在工作上能更順心。

心的練習

現代人因生活環境比以前富裕，有了家電的幫助，就慢慢減少幫忙做家事的意願，有些人長期以來不做家事，長大後組成家庭，還把清潔的責任交給已經年邁的父母親。做家事除了是體力與愛護家人的精神表現，也是為個人播下善念種子，例如幫助爸爸多做些事情，因為情境的相近，相傳得到老闆賞識的機會就更多；而幫媽媽做家事，有了母親的讚賞，職場上更容易遇到貴人，大家別小看做家事這簡單的工作，背後居然就有這麼多學問，現在起，請多盡點孝心，讓自己成為最有溫度、最受人喜愛的人。

十二天才洗澡

花了一年半時間，新房子終於蓋好了。剛搬進新家時，熱水器還沒裝好，媽媽用瓦斯爐燒熱水，幫我和弟弟調好溫度，才讓我們洗澡。我的動作比較緩慢僵硬，為了避免把熱水洗成冷水，媽媽常會進浴室幫我洗澡，順便扶我站起來穿好衣褲。我曉得，要是都靠媽媽幫忙，腳只會愈來愈沒力氣。於是，要洗澡的時候，我會把椅子帶進浴室，並將門給鎖上，不讓媽媽進來。媽媽只好叮嚀我要小心，因為我曾有按壓壞臉盆的記錄。

那天，我明明檢查確定沒問題，手才放在臉盆上按壓，想不到陶磁做的三腳架，還是承受不住壓力而斷裂，「砰！」的一聲，我傻在那裡不知該怎麼辦！媽媽緊張地用力敲門，大聲直喊：「臉盆是不是又掉下來了？你的頭有沒有去撞到？趕快把門打開，讓媽媽進去看看！」

這時，我才回過神來，蹲著走到門邊，伸手開門；媽媽趕緊把我抱扶起來說：「不要緊！不要緊！只要你沒事就好。」

漸漸地，我有一段日子會感到手腳較無力，過一段日子又恢復過來。到了冬天，媽媽不忍心見我動作慢，洗完澡手腳還被凍得像冰一樣，就執意幫我和弟弟洗。

由於母親很注重我們的身體清潔，洗澡往往要花上半個多小時。雖然剛洗完澡身體熱熱的好舒服，但是我真的很怕冷，遇上寒流來襲時，更是冷到手腳僵硬無力；所以，從兩天洗一次，漸漸拉長時間。有一次，足足隔了十二天才洗澡。

因為那年寒流來襲時，怕冷的我已經有許多天沒有洗澡了，加上媽媽剛病癒不久，每當她要幫我洗澡，我總是推說：「看看明天天氣怎麼樣再說啦！」媽媽曾問過我一句話：「這麼多天都不肯讓媽媽幫你洗澡，萬一客人來家裡看到了，說你很髒怎麼辦？」

我遲疑了幾秒鐘後，對媽媽說：「身體髒沒關係，只要我的心是乾淨的就好了！」

媽媽聽了，笑了笑對我說：「喔，是這樣子就好。」

心的練習

小時候因身體被病情禁錮，反而增長了我內心對外界細微變化的敏感度。我對母親說：「身體髒沒關係，只要我的心是乾淨的就好了！」看似是無法洗澡的無奈，但事實上我已發覺人的外表是假象，真正實有的反而是我們眼睛看不到的東西，例如慈悲、勇敢、善良、正直、慷慨、貼心、溫柔、穩重、體貼…等，我覺得這些才是無價之寶。擁有這些正面特質的人，會給人一種很想親近的吸引力和安全感，和他們談話更有一種難以言喻的舒適感。他們身穿名牌嗎？不，是因為他們身上有無堅不摧的智慧。

心電感應

弟弟到了國三下學期，腳也不良於行，需要媽媽騎腳踏車載他上下學。見我開刀放腳筋，身體還是沒有好起來，他情願不能走路，也不去開刀，免得又增添家裡一筆開銷。

隨著日子一天天過去，我的身體狀況愈來愈不好，走起路來頭重腳輕，若不小心踩到凸起物，腿就會痠軟無力，人往後仰倒。媽媽好像是能「心電感應」，判聽得出我跌倒的聲音，她總是嚇一跳地急忙從樓下跑上來，問我有沒有受傷？

「不怕一萬，只怕萬一，為了安全起見，爸爸去買了一頂工地安全帽要給你戴，萬一你不小心跌倒時，才不會摔成腦震盪。」母親說。

有一天早上，我爬上頂樓，媽媽感到不太放心，就在頂樓修補地上裂縫，順便保護我的安全。我想沒有在走路，可以暫時脫下安全帽，讓頭部清涼一下，結果只是右腳往後挪了一步，就不省人事了。

張開眼睛時，我已經躺在醫院的病床上，媽媽坐在床邊打瞌睡，我頭痛得彷彿要爆裂開來，忍不住叫喊媽媽，媽媽馬上醒過來笑笑對我說：「醒了喔！你已經睡了兩天一夜了。」

在醫院住了十天才出院。雖然醒過來了，我卻失去一些記憶，甚至連要吃飯或小便都講錯，然後把小便亂拉在床上、弄溼被子，讓媽媽忙著洗曬。等身體較恢復、腳能走路時，我又開始想自己上下樓梯。為了安全起見，媽媽總是在一旁保護我，見我快沒力氣時，就把我抱上去。我不想讓媽媽一直待在身邊，她只好叮嚀說：「等一下要下樓，叫媽媽來幫你，知不知道？」

我心想，下樓怎麼會有事呢？結果身體才「倒退嚕」走下五個階梯，突然感到一陣頭暈，腳也跟著軟了一下，整個人就站不住蹲在階梯上，身體立即要往後仰倒。

幸好，我趕緊握住樓梯的手把，卻使不出力量站不起來；隔沒幾分鐘，手快要握不住地發抖了，心臟也跳得很快，身體開始冒冷汗。若是這樣子跌下去，我的頭準會撞到樓梯的階角，撞得頭破血流、悽慘歪歪！只好大聲地喊：「媽媽！趕快來一下！趕快來一下啦！」

說時遲那時快，才聽到媽媽爬樓梯的腳步聲，就看到她已經到了三樓把我抱住，急著問我：「有沒有哪裡受傷？」

「沒有！我沒有受傷！」

「好！好！沒有受傷就好。」

那一年，我廿四歲。

心的練習

廿四歲那年，隨著我身體狀況愈來愈差，媽媽總能「心電感應」知道我跌倒，其實心電感應的能力，每個人都有，而且愛的力量越大，心電感應的的能力也越強。目前科學上已發現人們可以透過光粒子「共振」達到溝通連結，最明顯的例子就是雙胞胎，一發生任何事情兩個人總會心有靈犀，甚至曾有從未見面的兩個雙胞胎，長大後透過心電感應找到對方的案例。此外，家人彼此之間，或者是情人之間的心電感應，因為有愛，所以力量也非常強。五十幾年了，我與母親已達到這個境界，如果我們想增加心電感應的能力，可以試著常常專心想念對方，久而久之會有意想不到的效果。

忙個不停

搬到新家後，媽媽不再回老家那邊包糖果賺錢，為了償還向親戚借來蓋房子的錢，她在家裏做過各種加工，包括剪成衣線頭、縫雨傘、串電子零件……等，只要有錢可以賺她都接回家做。

由於我和弟弟無法外出工作，所以很期盼能幫忙做加工賺錢。有時候，從早上做到晚上九點、十點才結束，我們也不會喊累或說不做了；儘管賺的錢不多，但我們都感到很快樂，這是一種家人情感凝聚，用再多財富也無法取代的快樂。

當弟弟連蹲著走都無力保持平衡而撲倒時，他的房間就從樓上改樓下的廚房邊，這樣他才能坐在椅子上，用手拉椅子移動走路的方式，到浴室刷牙、洗臉、上廁所。

我的腳開過刀，比弟弟還可行走多年，直到跌倒住院回家後，才大大退步難以自行。不久，爸爸叫我乾脆不要下樓吃飯，讓媽媽拿到樓上來給我吃、為我打理一切生活起居。

早上睡醒，媽媽得拿便桶讓我小便、幫我穿褲子、把我兩腳拉出床外，然後拉我起來坐在床邊，等我刷完牙將漱口水吐在臉盆裡，再餵我吃早餐。那時我還能走路，媽媽會用手從我背後腋下撐抱起來，讓我站在床頭邊。等我站穩了，媽媽才會放開她的手，放心走出房間。大約站了半小時，感到腳站得適應了，才拿起放在牆壁旁的塑膠管，撐著慢慢走到走廊，打開窗戶向外望。腳站痠了，就趴在窗戶的窗框邊休息一下，然後挺起腰身拿起塑膠管，轉身到客廳裡走幾回，順道打開櫃子上的收音機，聽 ICRT 電台的音樂節目。

我聽爸爸的話，早上起床後盡量站到中午，才坐在椅子上吃午飯；坐到太陽快下山，才讓媽媽再從椅子抱起來，站到媽媽煮好晚餐，再去坐著吃。

如今回想起來，媽媽照顧我和弟弟的辛苦事，數都數不盡，光是小便一項就夠讓她累的。尤其在她午睡時，明知睡到一半被吵醒，她的身體會感到不舒服，但我憋不住尿，只好小聲地叫醒她。媽媽總是馬上起床幫我，還吩咐說：「如果要小便，就叫媽媽起來，沒關係。」我聽了實在很難過，心裡很過意不去，甚至為了解決這個問題，還想了各種方法。

心的練習

發病後母親為了照顧我真是全力以赴、無怨無悔，但因為我的罕見疾病不只毫無起色，還越來越糟，我很能感受她遭受外界異樣眼光的超大壓力，不過我也知道她一直對我有信心，為了讓我在病程中能更舒服些而不斷努力，她現身說法演給我看，人的價值，並不在於壽命的長短，而是在貢獻的大小。受到她的影響，讓我有了寫作的動機，也才有這本書的問世，讓病友們知道發病之後會遇到的狀況和身體變化，外表、身體的改變目前是無法抗拒的自然進程，但我們的心，卻是疾病無法吞噬的，「救苦救難的是菩薩，受苦受難的是大菩薩。」聖嚴法師這句話給大家參考。

學彈吉他

雖然手指僵硬、變形無力，沒辦法張開手掌彈吉他，我還是很想用自己存下來的錢，買一把吉他來試試。然而，一想到媽媽每天一早起床，不止要忙著做各種家事，還要照顧我和弟弟的生活起居，就不好意思再請她去樂器行幫我問價錢。不過，心裡就是放不下這個念頭，經過一段時日，還是忍不住跟媽媽說了。媽媽聽到我想買吉他來彈，很高興地說：「好啊，晚上抽空去幫你問看看。」

那天晚上，媽媽洗完碗筷不久，就騎車出門了。回家後，她告訴我：「便宜的一支一千多塊，貴的有的賣八千多塊，還有更好的要事先訂貨，工廠才會送來。店裡剛好有一支九千多塊的要賣，老闆還特地從櫃子裏拿出來彈給我聽，真的很好聽喔！你要不要買那一支，他說算我們八千二就好。」

我跟媽媽說，買一支一千多塊的就好了。隔天，媽媽就去樂器行訂貨，「老闆說算我們一千塊就好，過幾天工廠送貨過來，老師也會順便過來教你怎麼彈。」

一個星期後，老師送吉他來了，那是一位戴眼鏡的年輕人，我卻緊張地兩手直發抖、臉紅的不知該說什麼才好；他大略地向我解說吉他的構造、指法該怎麼按、怎麼彈，並叮嚀說如果遇到不懂的地方，不要客氣儘管打電話給他。後來，我對電子琴也產生了興趣，很熟練地彈奏吉他一年多後，又請媽媽幫我買了一台價值八千六百元的電子琴。

無論是吉他或電子琴，都是用我從小慢慢存下來的錢買的，因為我的身體已經讓媽媽花了很多錢，而我也藉由音樂，伴隨逐漸衰弱的身體。其實音樂是一種很奇妙的能量，能激勵人、感動人、振奮人心，也能令人傷心落淚，每一首歌都代表著作曲、作詞者能量的「複寫」，因此當我們聆聽音樂或彈奏時，也會跟著震動起「複寫」的能量而融入當下。

想讓自己擁有什麼樣的能量，不妨可以藉由音樂來增生，如果想讓自己正向前進，那麼悲情的音樂和太過重金屬的音樂就盡量少碰，發洩負性能量的吵雜音樂雖然短期可以讓心中舒坦，據我了解，長期而言卻無法達到效果。

心的練習

根據許多醫學研究報告，經常接觸音樂的節奏，會對人類的腦波、心跳、神經感應甚至是腸胃蠕動產生影響，這個原理就是波的共振。宇宙空間中有許許多多的「波」，人們隨時都在和它們共振，特別是居住在都市喧囂之處的民眾，比起住在鄉下的民眾更容易腦衰弱、睡不著、個性暴躁，其原理也是因為腦波受到車輛噪音所影響。因此不妨每天讓自己接觸好音樂，整理整理腦波，讓心情沉澱解除壓力，生命品質就會更好。

看牙

從小，我的牙齒就不太好，後來因為不方便出門治療，外公就拿了一瓶殺神經的藥水，讓我在家裡治療自己的牙神經，不過那也只是治標不治本，等到牙齒蛀到不能吃東西，還是非得去牙科修補牙齒。

爸爸礙於面子問題，不肯載我去做治療，媽媽想用摩拖車載我去，又怕危險；還好不久，離家約七十公尺遠的地方，新開了一家牙科診所。媽媽和牙醫約好時間後，爸爸卻說：「白天外面這麼多人，這樣坐著輪椅推出去，會讓人家笑掉大牙，晚上路上較沒人時再出去！」媽媽只好等吃過晚飯，趕快洗好碗，和爸爸合力將我從樓上抬到樓下的輪椅，再推著我去診所。

到了診所，媽媽要使力像抱嬰兒般，把我從輪椅抱到診療椅上，然後利用看診的時間，趕緊回家處理一些雜事，再趕回診所等候看診結束，把我抱回輪椅上，以免耽誤下一個病人。

我有廿幾顆牙齒需要治療，前前後後總共花了五個多月的時間。有天晚上，一次拔了三顆門牙，其中一顆流血不止，我只好含著一團棉花睡覺，結果隔天早上，媽媽走進房間要叫我起床時，突然大叫一聲：「啊！你怎麼滿口鮮血？」

當爸爸知道醫師要媽媽帶我過去處裡時，竟然說：「現在在外面走動的人很多，這樣出去很不好看，等晚上再去，不然……你叫牙醫來我們家做處理好了。」媽媽雖然有點生氣，還是不得不依照爸爸的意思，打電話跟醫師商量；但是醫師說，診所才有消毒設備。媽媽很生氣地責問爸爸：「牙齒已經流血流了一個晚上了，你還不趕緊帶他去止血，還在這裡顧面子拖延時間，不曉得你這做爸爸是怎麼想的？」這時，爸爸才終於答應讓媽媽帶我去找牙醫。

治療告一段落，要開始做牙套時，醫師說瓷製的一顆要四千塊，不鏽鋼製的只要一五〇〇元，我當然是選擇便宜的就好。從小到大，讓媽媽花那麼多醫藥費了，更何況大部分肌肉萎縮症患者，都活不過卅歲；我已經廿八歲了，身體狀況深感大不如前，到時候做這些牙齒的錢，不就等於白花的嗎？

我沒有將心裡的想法說出來，只跟媽媽說不用廿顆都做牙套，只要做咬吃東西較重要的那幾顆就好。媽媽勸我：「要做就要做好的、實用的，你放心，錢都讓媽媽來出就好！」雖然媽媽這麼說，我還是選擇做便宜就好。

心的練習

這裡想跟大家分享一個概念，那就是每個人都是如此的獨一無二。前文提到我小時候去看牙時，父親為了面子問題不敢讓我出門，尤其是在診間客人那麼多的場景，我又長得這麼「特殊」，大家的眼光當然聚焦在我身上，我可以想像父親當時的心情，由於年紀小無法跳脫世俗窠臼，所以我的內心只能用「自卑」來形容，直到年紀漸長，才逐漸發覺每個人都是那麼獨一無二，都是如此的有特色。我覺得人的外表沒有美醜，所謂美醜只不過是人心的作用，看透了這層道理，就能比別人多了一隻眼睛，那叫做智慧之眼。人的美醜都是心的作用，如果您的家裡或朋友之中，有像我一樣「特殊」的人，請接受我們的外表，多欣賞我們內心的美與純淨，因為心隨境轉是凡夫，境隨心轉是聖賢。

我的妹妹

妹妹自從開始在百貨公司專櫃擔任美容師，不但把賺得的錢交給媽媽，她怕我們待在家裡無聊，還特地買掌上型電動玩具、租錄影帶給我和弟弟消磨時間；我們沒辦法到外面吃美食，她就買披薩、漢堡回家；見我們用小剪刀剪鬍子，也買刮鬍刀送我們。

妹妹不但沒有因為我和弟弟而覺得丟臉，還常帶同學或同事到家裡來，甚至當著我的面誇獎說：「真可惜我哥哥的身體這樣，要不然他的學習能力是很強的。」只是，每當妹妹的朋友到樓上來打招呼，我就會自卑、尷尬地滿臉通紅，緊張得說不出話來。

那時，已有媒婆介紹結婚對象給妹妹認識。當兩人交往得還不錯，妹妹邀對方來到家裡，在樓下看到弟弟後，對方就不敢再和妹妹繼續交往，更別說是到樓上看到我了。

為了妹妹的歸宿，媽媽經常愁容滿面。我也不只一次問妹妹：「要是因為我們而導致你嫁不出去，會不會怪哥哥害你啊？」妹妹總是很不在乎地回答：「哪會呢？嫁不出去就嫁不出去，這是無緣嘛，跟你有什麼關係呢！你是我的哥哥，愛我的人就要愛屋及烏，同時接納我的家人，不然我也絕對不可能嫁給他，你和媽媽儘管放心好了，不要為我想那麼多了。」

最後，妹妹經由媒婆介紹，嫁給我的國中同學。妹妹懷孕期間，我每天睡覺之前，都會拿著掛在手上的佛珠，用十二萬分虔誠的心，念著：「南無阿彌陀佛、南無大慈大悲觀世音菩薩、南無地藏王菩薩……，一切的罪業都由我來承擔吧！這輩子還要受怎樣的折磨都沒關係，只要妹妹的孩子身體健康……。」

妹妹第一胎生的是女孩，第二胎是男孩，幸好都很健康。那時，我很想看一看外甥女的可愛模樣，可是媽媽不肯抱給我看，她說我長得瘦又醜，恐怕會把她給嚇得哭出來，要看等滿月過後再說。

幾天後，妹妹知道了這件事，就把女兒抱來讓我看。本來外甥女正在哭鬧，想不到一看到我，竟然高興地朝著我笑，笑得好不開心呢！看到外甥女活潑可愛的模樣，我很有感觸地流下眼淚。妹妹也很高興地說：「這樣好、這樣好，女兒日後就交給哥哥來幫忙照顧了。」

隨著外甥女漸漸長大，她也會主動拿著筆、簿子或彩色筆，找我和她一起寫字、畫畫。晚上，她一定要聽我說故事才肯睡覺；於是，我躺在我房間床上，她躺在阿嬤房間床上，聽我講放羊的孩子、七隻小羊等寓言故事，直到媽媽小聲告訴我：「阮孫睏去啊、睏去啊……。」我也記得教外甥女唱的第一首歌是——當我們同在一起。

心的練習

想起妹妹懷孕時，我躺在床上為她祈禱，很多人可能不太理解祈禱的用處是什麼？據我所知，祈禱就是把正向心念傳遞到另一個人或一件事（眾人）的身上，許多宗教信仰都有這樣的儀式，但因為一件事情從無到有，必須經過「累積」才能成形，因此天天祝禱，那個威力就會很容易展現出來。看不見的，不代表它不存在！我曾讀過一篇來自日本的腦波研究，利他的祈禱有活化大腦和提高免疫力的功能，這個有點像打電話的概念，就是同處異地的兩個人，透過電話線連上了，如果正向祝福，兩個人的身體反應都會往好的方向改變，如果是負面的話語，兩者通通一起向下沉淪，帶來不好的影響。現在起，我們一起努力，隨時隨地想到就做，為我們的家人和朋友，投射我們最大的祝福。

驚訝的醫師

漸漸地，我的身體變得愈來愈僵硬，頭重腳輕容易跌倒；我有自知之明，不敢再走路了，到了卅歲，腳也無力再站立。每天早上，媽媽要先把椅子拉到床邊，把我從床鋪拉起來、移到椅子上，幫我刷牙、洗臉後，再連同坐椅一起拉到客廳的桌子旁，讓我吃早餐。

想到媽媽每天把我從房裡拉到客廳，晚上又得把我拖回房間睡覺，實在太辛苦。於是，我畫了一張設計圖並註明尺寸，要媽媽拿到鐵工廠請師傅依照圖樣，做四個裝置用來裝上輪子，再請木工師傅用螺絲釘鎖住椅子的四隻腳。這樣椅子就有輪子，可以讓媽媽輕鬆地把我拉到客廳、推回房間。

記得有一次，媽媽去喝喜酒，帶回螃蟹給我吃。我覺得很好吃，又多次要媽媽去買，結果肚子痛、吃不下飯，身體忽冷忽熱，還嘔吐。爸爸到藥房買腸胃藥給我吃，情況並沒有得到改善，我又不方便出門就醫，媽媽慌得不知該怎麼辦？

媽媽拜託醫師來家裡一趟，醫師一見到我，很驚訝地問媽媽：「樓下一個、樓上一個，你平常怎麼照顧這兩個兒子的啊？說句難聽一點的話，這類型的病患通常還沒到他們這個年紀早就死了，你兒子看起來還這麼好，由這點就可以看得出來，你這個媽媽平常是怎樣費心在照顧兒子，真不簡單啊！」

聞言，媽媽笑笑說：「沒有什麼啦！我還不是只弄給他們吃，就這樣來照顧而已⋯⋯。」醫師覺得很不可思議地搖搖頭，拿出聽診器，聽一聽、按一按肚子後說：「打完針，吃了藥，你兒子的胃炎自然就會好了；若要好的徹底，就再去掛號拿一次藥。」

當知道看診費、醫藥費加上車馬費總共要七百塊時，我實在感到很捨不得，家裡又為我花錢了。

心的練習

古代先知們真的很厲害，發現了萬事萬物都是圓形運作的原理，不論您丟什麼能量給別人，最後這個能量就會轉一圈回到自己的身上，丟出去的也不會少，最後會補充回來，錢的能量流動也是這樣。在這個競爭激烈社會的角落，總有許多弱勢、邊緣人，當我們溫飽時，請別忘了他們的存在，一次隨機善行、成人之美，都在為您將來財富能量到來鋪路。

日漸虛弱的身體

卅歲以前，上完廁所我還能勉強自己擦屁股；後來就得利用一支八寸長的鉤子，在上面的鐵絲纏繞衛生紙，才能擦得到；快卅六歲時，就全靠媽媽幫忙了。本來，我打噴嚏也很大聲，後來卻有嚴重漏氣的現象，當時還不疑有它，也不曉得嚴重性。

我也常便祕，妹妹買日本製的軟便藥給我吃，吃久了就不太有效；媽媽買甘油球為我灌腸，有時有效有時無效；我也試過大量喝水，增加腹部的壓力，狀況並沒有改善。媽媽很煩惱，甚至買一瓶一千多塊的中藥粉給我服用，效果還是不明顯。

後來，我又因大腿內側的淋巴腺發炎而發燒，媽媽緊張地像熱鍋上的螞蟻，四處打聽才花錢請到一位藥師，來家裡幫我打點滴，花了好幾千塊才消炎消腫，不再發燒。

我明顯感到身體變得虛弱，坐在馬桶上超過半小時，就難以坐穩，也慢慢叫不出聲，甚至得花四十多分鐘，才有辦法自己尿尿，有時又因憋不住而把尿灑在椅子上。於是，媽媽買了一個哨子放在桌上，交代我要小便時，用哨子通知她。

以前喉嚨痛時，只要喝感冒糖漿喝就會好；後來一次，喝了八、九罐不同牌子的感冒糖漿，非但沒好，甚至開始發燒。媽媽多次請藥師來家裡為我注射點滴，燒還是沒辦法退完全，動不動就莫名其妙燒起來。

媽媽要爸爸載我去醫院，爸爸卻不答應在白天出門，直到晚上才肯和媽媽抬著我去就診。醫師說，這波的流行性感冒病毒威力很強，打針吃藥一個星期就會好。

感冒好了，但奇怪的是停藥後，身體愈來愈不舒服，會喘、心跳加快甚至冒冷汗，媽媽只好再去拿藥給我吃。本來，我一次可以吞下五顆大藥丸，現在只吞一顆膠囊，喝下五百毫升的水，還會卡在咽喉裡。

媽媽去請教醫師，醫師的建議是：「這種病症最好送到媽祖醫院，給專科醫師處理比較好。」於是，最後我進了醫院。

心的練習

看著我因罕見疾病而受苦，很多人都為我感到不捨，每當親戚朋友來探望我，我都可以從眼神中發現大家對我的關心，這裡我除了感恩大家的關懷與祝福，更想分享多年來的心裡感受，那就是身體的病痛雖然痛，也很苦，但相較於很多心中不平靜的人們，他們才真是真正的苦，心沒有脫離困境，無形的壓力和折磨，往往能夠讓人意志消沉陷入更深的憂慮中。我們現在已經擁有的，都是上天最好的安排，拼命想要更多，永遠滿足不了。心安就是平安，把自己的心照顧好，去除讓內心不安的事情，外在環境就會跟著改變，眼界不同處理事情的方法也會不一樣，最後結果就會越來越好。

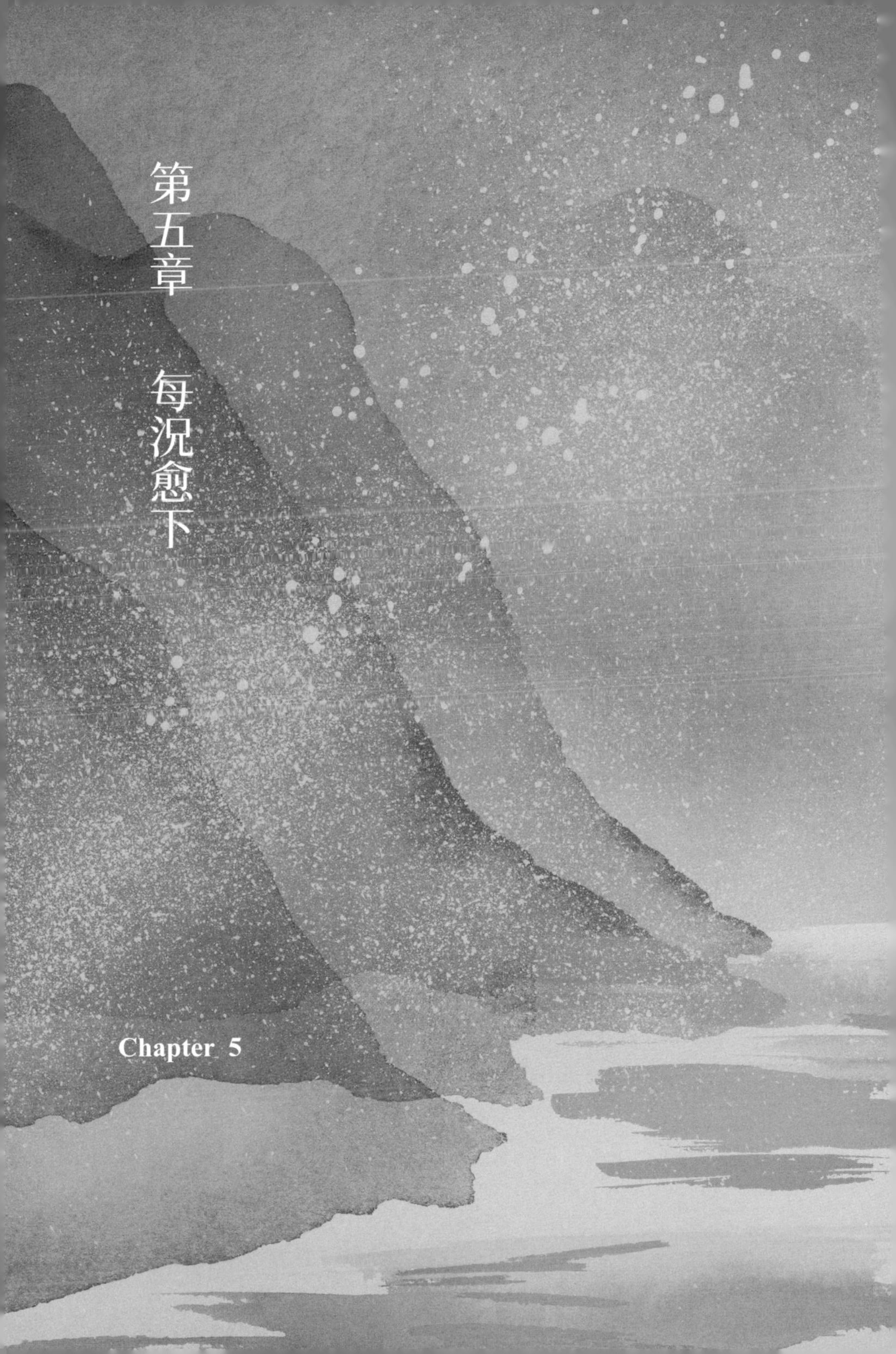

第五章 每況愈下

Chapter 5

媽祖醫院的張振田醫師

媽媽對媽祖醫院的醫療團隊並不熟悉，但她打聽到胸腔科的張振田醫師，不但醫術精湛，對病人也很親切。事前，她先到醫院熟悉環境，又和爸爸費了一番功夫，才把我抬上車送去醫院。去做牙齒時，我還能坐穩在輪椅上，想不到只過了幾年，我竟然坐不穩，甚至手也不能握住輪椅的手把。媽媽只好一手扶著我的上半身、一手推輪椅。

進入診間時，輪椅被桌腳擋到，一位身材高高的男醫師，立即劍步走過來，頻向媽媽和我說對不起，還和護士一起把桌子、椅子挪開。等他坐在我面前的椅子上，看到他的衣服口袋上繡著「張振田醫師」，才曉得他就是大家口中那位醫術高超、隨和、有愛心的張醫師。

媽媽將我最近的身體狀況和從小四處求醫的經過，大略向張醫師說明一遍。張醫師感到訝異及不捨地說：「你媽媽真偉大！雖然這種病我還沒遇見過，但現在醫學突飛猛進，或許可以找到醫好這種病的藥。」

接著，安排我去照胸部X光、心電圖，看過所有檢查報告後，張醫師說我的營養不夠、心臟擴大，都是間接導致心跳加快的原因。他交給媽媽一張處方單，要我去打針、拿藥。屁股挨了三針後，護士說還要注射點滴。

哇！這下可就令我擔憂了，因為媽媽得使力地抱我上、下輪椅，而且打了點滴會使人想尿尿，我捨不得把媽媽跑了好幾家西藥房才買到的紙尿布給尿溼了，幸好想到請媽媽向護士借尿壺，不然弄髒昂貴的尿布就太可惜了。

媽媽坐在我床邊打瞌睡，怕我躺在窄小的床上會不舒服，過一陣子就起來幫我翻身，直到點滴滴完才打電話請爸爸來醫院繳錢、領藥、載我們回家。沒幾天，我會喘、心跳加快和耳鳴的症狀就大大改善了；於是，我將一天要吃三次的藥，改為一天吃兩次，沒想到症狀又逐漸顯現，只好乖乖依照規定，於每餐飯後服藥。

心的練習

古人云：「救人一命勝造七級浮屠。」您的身邊隨時都有可以獲得無限福報的機會，那就是把握每次的隨機善行，除非您像我一樣動彈不得，否則只要外出，經常可以遇到需要幫忙的人事物，如果當下出現機緣，請不要吝嗇伸手給予，若自力無法完成，也可以集眾人之力，將做福報的機會和他人一起共享。做善事就像是挖水井，井挖得越深，底下的水就越多，源源不絕、十分甘甜之外，還澤蔭後人。

母親生病了

每隔一天，我非得上廁所大號不可，但當我的身子越趨孱弱哨子再也吹不響後，媽媽擔心我無法「通知」她，會從馬桶上趴倒下來，於是便不敢到房裡午睡，總會一直站在廁所陪我；當我坐得腰痠背痛，她就站在我面前，讓我趴在她的身上稍微休息一下。

每次上廁所，我一坐至少要四個小時以上，有時甚至更久。媽媽站痠了，就蹲在馬桶旁；蹲久了，就站起來走一走；覺得睏了，就坐在馬桶邊半瞇著眼睛，一邊還注意著我的安全。

媽媽和妹妹打聽了好幾家電器行，好不容易才買到遙控電鈴讓我和弟弟使用，可是，我連伸手拿哨子、拿湯匙吃飯都很困難了，哪還有力量握著電鈴的按鈕呢？

試了很多遍，電鈴只適合躺在床上使用，且要把按鈕放在胸前適當位置，才能讓食指準確無誤地摸到，要是稍有偏移，別的手指頭也無力按了。

每次看到媽媽要下樓時，我就開始緊張焦慮。躺在床上，也會擔心萬一不小心手鬆開，電鈴按鈕挪動，就沒辦法叫媽媽。因此，連睡覺都睡得很驚恐，擔心電鈴壞掉、電池沒有電。雖然媽媽再三保證：「電鈴沒有壞，響得很大聲，媽媽聽的很清楚。」我還是不肯相信，要親耳聽到響聲才安心。

我和弟弟都很瘦，不過身體的重量卻都挺重的，多年下來，媽媽的手和身體各處關節早感到痠痛，經常痛得去打針吃藥還是不見起色。白天，媽媽睡眠不足；夜裡又要起床幫我和弟弟翻身。冬天手腳冰冷，媽媽燒熱水放臉盆溫熱我的腳，再用吹風機吹暖我的背、手臂和被子，以便讓我睡個暖覺。

不知怎地，屁股兩側竟破皮流血，媽媽每天早晚用食鹽水、優碘，仔細反覆幫我消毒傷口；有時眼看傷口快結痂，卻又無故裂開流血。傷口痛得我睡不著，常常不到半小時，就要媽媽再幫我翻身。媽媽已經疲累得躺回床上，聽不到我嘴裡發出的聲音，我還是努力拿起手邊一支五尺長的塑膠管，敲打木板牆，直到把她吵醒為止。

媽媽常累得睜不開眼睛，摸黑幫我翻身、蓋好被子，才又摸黑回房睡覺。她也擔心弟弟一個人睡在樓下房間，都會順便去看他有什麼需要。這樣將近一年，媽媽的身體再也撐不住了，她躺在床上爬不起來，難受地呻吟著。爸爸和妹妹一起把媽媽攙扶上車，送到醫院；醫師說媽媽罹患了肝炎，需要住院休息，不可以再勞累了。

媽媽告訴醫師，她只能住院一天；之後，就趁著我還在睡覺，趕早去醫院掛號排隊，利用打點滴的機會睡覺補眠。不過，媽媽已經沒有體力照顧我和弟弟了。本來，爸爸也不曉得照顧的方法與技巧，但因為失業在家，加上媽媽一再地吩咐，才開始負責一些較粗重的工作。

過了好幾個月，媽媽的肝指數總算下降到正常範圍，不過還是要定期複診、服藥預防，最重要的還是需要休息才可以。這就是家裡有病人時，會遇到的困境之一。

心的練習

由於社會經濟發展，我們南部鄉下很多老人家的小孩都北上打拼，偶而也只會在節日返鄉，待個幾天就又回工作崗位，其他時間幾乎都是兩個老人或獨居老人孤獨地生活，偶或利用社區或廟宇的活動，和老鄰居們聯誼。其實絕大多數的老人家不在乎「生日蛋糕」、「母親節大餐」、「父親節禮物」，他們最愛的是家人平日雖無法相處，卻能經常噓寒問暖，即使只有短短幾分鐘的關懷，透過電話線的連線，這才是最棒的祝福。我不知我的生命路程還有多遠，但我知道，當有一天我化成塵土，我對大家的祝福，都永遠存留在宇宙的空間中。

假魚肚

因為時代的改變，大家可能不曉得，在我們北港媽祖廟右邊那一條街的菜市場，早年有多熱鬧？每次只要和我堂兄去逛街時，都會去那裡走走。當年，整條街上，真可說是人山人海、人擠人，有香客、有遊客、有當地的民眾，無比的熱鬧，尤其是在有特殊日子的時候，例如初一、十五更是人潮洶湧。

市場裡有的是在叫賣，有的是專程從鄉下來買東西的，最多的是叫賣餐飲的攤販，還有的就是像我們這樣，刻意來逛街、看熱鬧的人潮。只是這條街的老店，現在好像都已拆掉，攤販也不見了，真的好可惜！

然而，令我印象深刻及感到疑惑的，就是賣魚肚的攤子，賣魚肚就賣魚肚，怎麼卻有人專門在賣「假」的魚肚給人家吃呢？實在讓我很不解。尤其那位在賣「假魚肚」的老闆，不知怎麼搞的，好像他的嗓門天生就是這麼特別宏亮，遠遠的就能聽到叫賣「假魚肚」的聲音。好像用力一喊，三條街外都能聽得到的樣子。

每次只要我經過他的攤位邊，都忍不住地回頭多看一眼，想瞧一瞧他所賣的是甚麼「碗糕」？為什麼他的攤位經常都是高朋滿座，生意好的不得了。他的招牌甚至卻還敢「光明正大」寫出在賣「假魚肚」，賣假的東西給人家吃，然道沒有違法嗎？不怕被警察抓去關嗎？而且那些客人們，怎麼都會這麼笨？明知他所賣的東西是假的，怎麼還這樣甘願的來被騙呢？甚至還一副好像吃得津津有味、好吃得不得了的樣子。

我實在有滿腹的疑問，我就將一直存在心頭的疑惑向媽媽查問，他到底是在賣什麼？怎麼大家明知他賣的東西是假的，但生意怎麼還是那麼好？難道他們不怕吃到假的東西，會生病或中毒嗎？實在很奇怪！

媽媽聽了我這麼問後，她卻笑笑地說：「不會啦，真正魚肚價格是很昂貴的，一般人是吃不起的，於是那位老闆，才會用平常我們吃的那種用豬皮所製成的「肉皮」，來替代魚肚做生意賺錢。」

聽了媽媽這麼解說後，更讓我覺得莫名其妙。我心裡頭總是一直認為，那「肉皮」和「魚肚」，根本是兩種各不相同的東西，這樣煮起來口味真的會好吃嗎？這樣客人難道吃不出來那是「假」的嗎？不知怎麼搞的，那時在我心裡頭，卻有種很想去吃看看的慾望。那滋味真的會有這麼好吃嗎？

於是有一天，媽媽就趁著帶我去朝天宮上香，拜完媽祖婆後，順道去吃碗「假魚肚」。結果假魚肚入口之後，這時才曉得原來是這麼一回事，原來豬的「肉皮」炸煮起來的樣子，和「魚肚」口感差不多是一樣的。

於是，那位有生意頭腦的老闆，經由他的精湛手藝，精心烹煮成羹湯之後，那吃起來的口感滋味，真的是好吃，彷彿在吃真魚肚的感覺，難怪生意會這麼好。而且這個「假魚肚」，也是我們北港著名的小吃呢，你說我到底有沒有笨？

心的練習

從吃「假魚肚」的經驗中，我的內心發現一個事實，就是來這兒吃假魚肚的客人，每個客人都吃得很「開心」，彷彿比起吃真魚肚還開心。因為開心，會變成正面能量感染給周邊的人，人一開心就會放出明亮的光，同時傳遞給別人，讓別人也感受到快樂，這也是為何大家都喜歡和笑臉常開的人在一起的原因。

假魚肚傳遞開心的真正源頭，在於那位老闆的「認真」，他為了養活家人，每天都辛苦地烹煮假魚肚，全都精神灌注在這一碗美食之上，因此我們才能感受到他的認真，轉化成開心。建議您每次吃東西時，帶著愉快的心情，認真注意著自己吃進肚子裡的每一口食物，快樂的心情必會油然而生。

做氣切

經過抽血檢查，我是非住院不可了。其實，那時我已經病得迷迷糊糊，不大記得發生什麼事。幾天後的晚上，護士臨時說要送我進加護病房做觀察。探病時間一到，媽媽就會來看我，張振田醫師也跟我說：「知道你很喜歡看風景和小鳥，這個床位雖然離落地窗還有點距離，不過沒關係，改天他們出院了，我請護士安排你移過去。」

有天晚上，不知發生了什麼事，我感到整個身體緊縮成一團⋯⋯，等張開眼睛，看到很多護士圍在床邊，也看到爸媽和張醫師臉色都很凝重⋯⋯，接著我睡著了，人卻站著往下一直沈陷下去⋯⋯。

不知睡了多久？當我張開眼睛，兩眼模糊看到窗外的陽光，看到媽媽站在我的面前，張醫師站在媽媽的旁邊，接著我又睡著了。再張眼時，窗外的陽光依然燦爛，爸媽和妹妹站在我面前喊我的名字，我卻發現鼻子不知什麼時候被插了一根管子，嘴裡插了兩根。

痰水一直從我嘴裡冒出來，流滿整個下巴。我感到很不舒服，要媽媽把管子拔掉，但是我的嘴合不起來，話也說不出來，只能氣急敗壞地一直搖頭。媽媽忙著用衛生紙擦拭從我嘴裡流出來的痰和口水，並對我說：「超仔，不要難過，你的張醫師會處理的……。」

一會兒，我又睡著了。睡夢中，恍惚聽到媽媽在耳邊輕聲說：「你好好睡覺休息，明天媽媽會再來看你。」有時候，護士也會用手把我搖醒說：「許竣超，你要記得呼吸啊！」

雖然無法說話，但我會向媽媽搖頭和眨眼睛；久了，媽媽大概也知道我的意思。她找來張醫師向我解釋這些管子的作用，我還是吵著要拔掉。張醫師笑笑說：「不可以，這樣你就無法呼吸了；你放心，情況改善的話，我一定會將管子拔起來。」

不久，張醫師就建議我在頸部做氣切，「這樣不但好抽痰也好做醫治，雖然開氣切說話不會有聲音，不過只要拿一個小塞子塞住，還是可以說話，不然嘴巴一直張著，會很難受的。」我答應做氣切，但指定要張醫師開刀才可以。

手術後醒過來，嘴裡的管子不見了，脖子上套著一條長長的塑膠管。我一直以為呼吸是自然而然的事，不曉得接在塑膠管另一端，供我呼吸的機器叫做呼吸器。

每到探病時間，媽媽再忙也一定會來看我。剛開始，探病時間結束，她就會被管理員請出加護病房；到了後來，別的病人家屬被請出去，媽媽還被允許留下來餵我吃麵線。媽媽告訴我，每次她站在加護病房外，被管理員或護士看見了，她們都會馬上開門讓她進來。

張醫師不斷為我改換藥劑治療後，終於可以轉到普通病房了。我卻感到依依不捨，因為護士們大都聽得懂我在說什麼，對我也很照顧，我也記得她們每一個人的名字—淑君、淑敏、小妍、小凰、小萱、麗玲、嘉琪、小曹、小惠等。謝謝她們。

出院回家才四天，我又發燒到四十度不退，痰很多、呼吸很喘很難受。回到醫院掛急診，經過抽血和X光檢查發現是肺炎，必須住院治療。打針、吃藥…。眼看著就快治癒了，卻又莫名地發燒不退，張醫師急忙又將我轉進加護病房。

心的練習

當我人生第一次做氣切，感覺到生命彷彿要走到終點，因為我知道裘馨氏肌肉萎縮症的病人多半活不久，但多虧張振田醫師和大家的搶救，讓我現在還能和讀者分享經驗。很多人都說，人生總是有很多「意外」，或許下一秒我們就因天災人禍而結束生命了，因此很多團體都勸人要把握當下，而我的想法是「及時行善」，把握每一次做善事、分享大愛的機會，注意自己的言行舉止，利己還是利他？全力行善不求回報，久了您就會發現自己越來越快樂。

護理之家

病情明顯改善後，張振田醫師又將我轉進普通病房，並請看護常抱我下床，用輪椅推我出去散步。剛開始，我坐得很不穩，東倒西歪，看護見狀，趕緊把我拖抱回床上休息；我偏不信邪，每隔一天就要外傭抱我坐輪椅試試，幾次後情況終於改善了。

有一次，看護推我到醫院門口等媽媽。當遠遠看到媽媽停好機車，手上拿著熱麵線，匆忙趕來，我不禁淚流兩行。媽媽用手帕擦我的臉說：「傻孩子，哭什麼呢？來！來！來！這是你愛吃的麵線喔！先趁熱吃幾口。」

不久，護士告訴我們，病情有好轉，已到法令規定時間，得辦理出院了。

家裡設備不夠，媽媽身體又不好，我很擔心回家根本無法適應。醫院六樓有護理之家，媽媽去詢問之後，隔天下午，護理長就來看我，她衣服上的名牌寫著吳羿寬。

媽媽告訴她，我喜歡睡在靠窗戶旁邊的床位，並利用護理之家洗澡的時間把我轉過去，因為她要教護佐如何幫我清洗身體。看見我乾乾淨淨躺在日照充足的窗邊時，媽媽好開心。晚上，我能看到窗外天空的星星；白天，可以看到在樹木上跳躍的小鳥、整群斑鳩在空中翱翔。

每天下午，媽媽都會來陪我，和看護一起抱我坐馬桶上大號，幫我洗臉和手腳，等我躺回床上休息，才趕回家照顧弟弟；每次聽到她說：「時間不早了，媽媽要回家煮飯，明天再來看你。」我總是不想讓她回去，甚至還故意拖延時間，要她再推我到走廊走一走。

住在護理之家期間，張醫師曾經三次把我送進加護病房做治療，兩次住進普通病房。晚上，我得靠呼吸輔助器，身體才不會時好時壞。我無意中發現，氣切氣囊裡的空氣如果消失一些，輔助器的空氣就會往上通過喉嚨的聲帶，發出聲音說話。

有次在走廊窗戶邊，我對媽媽說要牽她的手，她聽了老半天才聽懂。當她蹲在我面前，伸手讓我用僵硬張不開手掌的大拇指和食指，扣牽住手指頭時，我忍不住悲從中來，媽媽安慰我：「不要再哭了，沒辦法啦，這都是命啦，你我前世相欠債，才會這樣啦！」

有一陣子，我的心情很沮喪，常一邊吃飯一邊流淚，也會和護佐起衝突，罵她們故意不幫我抽痰，故意不幫我加潮溼器裡的蒸餾水。羿寬護理長請精神科醫師來會診，安排學生志工來探訪，陪我說話。護佐也借了一台收錄音機，讓我收聽熱門音樂和廣播節目。後來，我又請媽媽幫忙買一台小型收音機，方便拿在手裡操作。

有一天，媽媽推我到護理站，牆壁上掛著鳥類的月曆，我吵著要媽媽翻給我看一看。看到一張印有斑紋鳥在溪邊洗澡的圖像，我拜託羿寬護理長千萬不要撕毀，我想把它貼在天花板上觀賞。

過了四個月，羿寬阿長急匆匆走進病房說：「我現在要幫你把小鳥戲水圖貼上天花板了。」當我看到阿長右腳站在小桌櫃，左腳踩在床櫃邊，兩手伸高要將月曆用膠帶貼上天花板，實在是捏了一把冷汗，直向她說：「下來、下來，等男學生志工來，再請他們幫忙貼就好。」

「放心啦！我會小心的。」過了一段時間，羿寬阿長終於貼好了。我很高興地跟她說謝謝；這樣躺在床上，只要張開眼睛，就能看到小鳥在溪邊開心地洗澡嬉戲。

家裡的經濟狀況並不理想，住進一個月要花費三萬兩千元的護理之家後，媽媽就把看護給辭掉了；雖然這樣，她還是時常為這筆費用傷腦筋。

後來，北港新開了一家安養院，媽媽多次去參觀，發現設備與照顧方式和護理之家差不多，一個月只要兩萬一千元，「那裡離我們家很近，媽媽只要有空就能去陪你，推你到戶外散步，呼吸新鮮空氣，這樣你的身體才會好得快。」我不知該怎麼回答媽媽。因為我在護理之家住了快兩年，很習慣這裡的一切，只好告訴她：「我不要去。」

心的練習

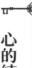

人生有順境、逆境，順境大家都喜歡，但上天卻偏偏不會給人一路順境，因為一路平順就不會成長，所以人生最可貴的，是當逆境來臨時，用什麼「態度」來克服？有的人遇到逆境怨天尤人，還有的將脾氣發到家人身上，更有甚者就直接結束自己生命，完全不想面對問題。我認為體驗過艱苦的境遇，才能產生奮發向前的心，山不轉路轉，路不轉人轉，人不轉就心轉，換條路、換個心境，就會有機會。下次當您遇到「逆境」時，第一個請先想到「許竣超」，我都能克服了，您還有什麼難關過不去？看見我，你就幸福了！

呂欣茹督導

住進加護病房後，常聽到護士們此起彼落叫「學姊好」的聲音，使我好奇她是誰？接著，就看到一位頭戴護士帽、短捲髮的護士，正一床一床了解病人的狀況。只要看到我沒在睡覺，她就會帶著親切的微笑走過來說：「阿超，你在這裡過得好不好？還習慣嗎？要加油喔！你會好起來的，知不知道？」

我看衣服上的名牌，知道每一位護理人員的名字，但是每次想看她的名牌，不是沒掛，就是掛反了，要不然就是名牌一直在晃動，讓我看不清楚。所以，我一直不曉得她叫什麼名字？

住在普通病房時，她也會突然出現，問我好不好？轉到護理之家，偶爾她會出奇不意地走進病房來和我說話，問我住得習不習慣？很多次我心情不好，坐在護理站流眼淚，湊巧都被她看到了！這時，她會和媽媽說說話，並問我：「是不是護士或阿姨欺負你，還是護理長也欺負你？來，跟我說沒有關係，我知道怎麼處理。」有一次，我坐在護理站羿寬阿長的旁邊，她看見了就說，改天也要批我到樓下和她一起辦公，這樣她才不會無聊想睡覺。

「你是不是有送東西給督導學姊吃？不然學姊怎麼好像常來找你，好像和你說的很高興。」護士一臉疑惑、直截了當問我。

「誰是督導？我又不認識。」

「督導就是剛才從這裡走出去的學姊啊，她就是督導！」

「什麼？那位護士是督導？她叫什麼名字？」

「她叫呂欣茹，雙口呂的呂啦！」

我嚇了一大跳，想不到她就是督導。「阿超，等過一陣子，我就會轉職到大林慈濟醫院，雖然比較忙，不過有時間我還是會回來看你。」聽到欣茹要離開媽祖醫院，我很難過，但她說：「不要擔心，我會交代羿寬她們多關照你。」幾個星期過後的一個晚上，靜靜的走廊傳來好多人的腳步聲和談話聲，我睜大眼睛往走廊上看。一群護士嘻嘻哈哈地走進來，原來是欣茹帶著加護病的護士們來看我；她們將十幾個氣球掛在床邊，又拿了一包包的餅乾和蛋糕放在小桌子上。我問她們在舉辦什麼活動？欣茹說，她就要離職了，大家為她辦了一個歡送會，「阿超，你放心，一有時間，我會回來看你的。」

欣茹到大林慈濟醫院工作後，不但有空就回來看我，也帶她的女兒一起來。她拿了慈濟的靜思語要我背，說這樣對我的身體會有很大的幫助，但是我沒辦法舉起手，更別說要拿著看了。欣茹見狀，就想將靜思語貼在天花板上；可是貼太高，我看不清楚，貼太低又不行。為了喬好高度，她花了一段時間，好不容易才貼得恰好，讓我能看得清楚。

心的練習

欣茹督導到了慈濟醫院工作後，為我帶來慈濟最著名的「靜思語」，在一邊閱讀、一邊深思的同時，讓我想起文字力量的偉大。我們都知道閱讀文字，能影響一個人的情緒，例如感動、悲傷、憤怒、愉悅、同情、安心…等反應，但卻不知道那個力量是怎麼來的？其實這就跟人說話一樣，透過文字的排列組合方式，產生不同頻率，感覺很像在呼喚大家自身內在的光一起共鳴。這也是為何文章透過好的翻譯，一樣能讓不同語系國家的讀者，產生相同情緒反應的原因，或者是當你聽到一首外國歌曲，雖然不知道其中的歌詞意義，卻從音樂旋律中，大致能體會歌曲要表達的情感或故事。這個世界還有個很有趣的現象，就是相同的會吸引相同的，你想要生活得更愉快嗎？那請帶給別人愉快，想要幸福，就要懂得為別人帶來幸福。

賀慕竹醫師

坐在輪椅上，我的腳總是一隻熱、一隻冷，護士開玩笑說：「這叫陰陽腳。」吃藥也沒效，媽媽說：「賀醫師會來這裏幫病人針灸，不然請他順便過來看你。」媽媽時常跟我提起，這位針灸醫師不但醫術厲害，也很有愛心，常會幫助一些經濟不好的病人，但我很沒信心地告訴媽媽：「沒用啦！」

隔了一段時間，一位身材高大的醫師快步從我面前經過，我強烈感受到他絕對是一位好醫師，於是告訴媽媽：「我想讓他看看腳是怎麼一回事？」媽媽說：「他就是賀醫師啦！等一下他幫病人針灸出來，我再跟他說。」

當醫師站在我面前，抬頭就看見他的衣服口袋上繡著針灸科賀慕竹醫師。他蹲下來向我問好，摸一摸我的腳說這沒問題，只要做針灸治療很快就會好了。果真，我的腳熱症不久就好了。更奇的是，好多次賀醫師走進病房，看到我喘得很厲害，就說：「來，不要緊張，這看我的……。」他動作俐落地在我頭頂上隨便插幾針，我就不再喘了。

賀醫師用針灸幫我促進腸胃蠕動，後來量體重時，護佐說卅六公斤，我嚇了一跳，因為之前還不到卅二公斤呢！有空時，賀醫師會和我聊聊天，說很多鼓勵我的話；經過病房時，都會特別站在門口跟我打招呼，不然就是立正舉手向我行軍禮。

「爸爸問你要做針灸還是復健，兩種只能選做一種，健保卡才不會不夠蓋。」媽媽提了很多次，我只好告訴賀醫師，針灸已一段時間了，我想先暫停，只做復建就好，等復健一段時間後再做針灸。

「這是什麼道理啊？怎麼可以說不給我針灸，就不給我針灸呢？這樣我算什麼啊？我偏偏就是要來幫你針灸，做超哥的針灸義工，哈哈，這樣總可以吧？」

「不要，不要，這是要花錢的，我不想要你這麼做。」

「放心啦，你不要想太多，再見⋯，下次我第一個就來幫你針灸⋯⋯。」

有一次，賀醫師說要問我一個很簡單但很重要的問題，等下星期來針灸的時候，再告訴他答案就可以了。他說：「有一個年輕人，已經賺了很多錢，也有老婆和孩子，可以說什麼都不缺；但他生了一場醫師們都說可以治好的病，為什麼卻一直醫不好呢？」

想了很多天，我想不出答案。賀醫師對我說：「超哥，答案很簡單，因為他缺少『快樂』。」快到中秋節的一個週末，賀醫師穿著便服，頭戴一頂鴨舌帽，突然出現在病房：「超哥！這是要送給你的中秋節禮物，你的生命力就像這棵仙人掌一樣堅強。」

看到賀醫師畢恭畢敬地將圓球形的小仙人掌擺放在輪椅的餐板上，又拍了拍我的肩膀，我情不自禁地哭了起來⋯。

「好了，不要再哭了，我的口袋裡只剩下這半張衛生紙了⋯。」賀醫師叫我要加油，「時間不早，我要回去了，不然太晚回去，太太會拿著藤條等著打我屁股喔，超哥再見。」

謝謝你，賀醫師。

心的練習

雖然我無法下床走動，也不能到賀慕竹醫師的診所去看看，不過相傳賀醫師的門診病人非常多，病人大排長龍，我想一方面除了是賀醫師的醫術高明，更重要的是他除了「仁術」之外，還有一顆令人感動的「仁心」，透過我們看不見的世界，放射著耀眼的光，暖男的吸引力產生群聚力量。賀醫師在我身上展現了無私的愛與分享，很多人認為愛與分享是富人的專利，但是事實上這些不需等到您物質富有，如同現在正躺在病床上動彈不得的我，可以分享一段文章、分享我的愛、分享我的真誠。

從安養院到呼吸照護病房

考慮了幾個月，眼看母親節就快到了，我的心緒真是非常複雜。「我決定去住安養院了！」媽媽請教過張振田醫師，張醫師評估我的狀況可以。幾天後的上午，安養院的老闆就來接我了。

安養院的庭院很寬廣，黃昏的夕陽更是漂亮。護佐把我推進病房，是一間很寬大、有窗戶的房間；但不曉得是剛從室外進來，還是冷氣不夠強，我感到身體有點兒熱。為了讓我能拿掉氣切，老闆規定護佐每天中午、下午要抱我下床吃飯、練習自己呼吸。有時候，看到我坐在室外涼亭下，老闆也會走過來和我聊天坐在室外，空氣流通，呼吸也很順暢；一到室內，我就開始覺得不舒服。天氣愈來愈炎熱，護佐只要抱我躺在床上，就有如躺在熱毛毯上，熱得直流汗，把床單全給弄溼，可是一直坐著不上床，我也撐不住。

更慘的是，流了很多汗之後，我開始口乾舌燥，一直按電鈴要護佐拿水給我喝。護佐們有很多事要忙，乾脆把裝水的大寶特瓶綁在床邊，鼻胃管一端插進寶特瓶裡，一端讓我用嘴咬著。

頭部悶熱漲痛得很難忍受，量體溫卻沒發燒。等到確定發燒時，我已經非常不舒服。媽媽趕緊帶我去看張醫師的門診，照了X光片後，張醫師說情況不太好，要住院治療才行。

「家裡還有弟弟要照顧，媽媽沒辦法一直待在醫院，我會要你爸爸輪流來照顧你。等一下媽媽要回家一趟，我已經跟護士說好了，拜託她們多來看你一下。」聽到媽媽這麼說，我還是感到很緊張，要是護士沒空來或是忘了，我該怎麼辦呢？

這時，加護病房的管理員帶著氧氣瓶和多位護士突然走進來，「張醫師要我們推阿超到加護病房去。」住進加護病房，我和媽媽都放心了。兩個星期後，燒終於退了，感染也控制住，老闆開車接我回安養院。可是一躺回安養院的床，我馬上感到燥熱難受。護佐說：「老闆要我們把冷氣全開給你吹了，怎麼還會覺得熱呢？」隔天早上一量體溫，我又發燒了，甚至痰也變得很黃稠綠。

媽媽不放心，請老闆載我去媽祖醫院掛急診。看了X光片後，急診醫師很訝異地說：「怎麼又感染了？」安排住進病房不久，護士就來跟媽媽說：「張醫師通知我們，要把竣超轉到加護病房做治療。」加護病房的護士一看到我，也驚訝地說：「怎麼回去一天就生病了呢？」

治療一段時間後，病情控制住了，不過張醫師建議說：「可以考慮住進呼吸照護病房，因為竣超的症狀已經到了需要用呼吸器幫助呼吸了，再使用輔助器呼吸，很容易感染肺炎的。」於是，最後我就住進呼吸照護病房了。

心的練習

若要說起住院的「經歷」，我的經驗和故事全臺灣應該沒幾個人能比得上，尤其光以我是臺灣最長壽的「裘馨氏肌肉萎縮症」患者，這個資歷就夠「嚇人」了。說起這個大家唯恐避之不及的「成就」，是要分享一個很重要的概念，就是隨時隨地靜心。因為動彈不得，什麼事都不能做，我反而少了很多干擾，可以有時間想事情、想道理，也發現生命得靠自己領悟。

有時候我們會忽視一些很小的人事物，只要把心打開，這些細微的事，都像是在跟我們傳送訊息，要靠自己發現。一般人常因事務繁忙靜不下來，不妨試著留意自己面對外在變化時，內心相對應的變化，當能做到不受外在事事物影響，就會有超越的感覺，心境變了，感受也會不一樣，世界也跟著你旋轉。

弟弟往生

我永遠記得那一天早上十點多，媽媽神情哀戚地走進呼吸照護病房，眼淚流個不停，哭著對我說：「超ㄟ，我怎麼會這麼歹命呢？一個兒子現在躺在呼吸照護病房，另一個兒子現在躺在加護病房，正在做急救啊！」

弟弟經過急救清醒過來了，但是家人都知道，如果他想要活命，就必須和我一樣開氣切，依靠呼吸器來維持生命。弟弟知道這又將帶給家人金錢和精神上更嚴重的負擔，因此早就表明，如果到了那一天，他寧願選擇解脫。

媽媽見弟弟頭髮有些長了，問他要不要剪短一點？他很開心地說：「好啊！」媽媽就請看護工來幫忙修剪。當頭髮剪好後，護士把弟弟的呼吸輔助器拿掉時，他竟面帶笑容往生了。那時，我還躺在呼吸照護病房靠呼吸器呼吸，連見他最後一面的機會都沒有。

沒人會明白我的心有多麼地難過。其實，我和弟弟的感情，自小因對病情的誤解，而多有齟齬，小時候，鄰居莫名其妙地對弟弟說：「你會變成這個樣子，是因為吃到哥哥的口水，才會變得愈來愈像你哥哥。」從那時候起，弟弟愈來愈疏離我，假如這盤菜我先用筷子夾過，他就不會再去夾來吃。

那天下午，張振田醫師到呼吸照護病房查房時，看見我坐在輪椅上不斷地哽咽、哭泣，特地走過來拍一下我的肩膀說：「竣超，你要勇敢、堅強地活下去，知不知道！」

我只是默默無語。

心的練習

因為弟弟的死亡，以及醫院裡總是有呼嘯而過的救護車聲響，加上自己長年臥病在床，讓我不斷地探尋生命的意義何在？死亡，是許多人不願面對的課題，死亡，對我而言，那是把握當下的警鐘，我覺得人們的死亡，只不過是身體軀殼的腐壞，但精神會永遠常在，因此才會有所謂的通靈、陰陽眼之人能夠知道一些另一個空間的事。

也因為死亡，讓我們了解世事無常更應該珍惜當下的時光，不是偷懶消極日復一日等待生命的結束。當年我開始臥病在床，若是自怨自艾想著依照醫療紀錄我應該活不到卅歲，開始自我放棄，那也就不會有這本書的完成，我都能克服萬難做到，您一定也可以。

弟弟雖然已經過世，我仍隨時祝福著他，他永遠都在。

功虧一簣

每隔一段時間，中國醫藥大學北港校區的學生就會被安排到呼吸照護病房與病患聊天，我想到可以請學生協助錄音，可是正逢學校放暑假，只好先利用這段時間背誦文章。

等待的時間，總是過得特別漫長，邊想邊背邊修改，時常搞得我頭昏腦脹；好不容易學生志工來了，但白天聲音吵雜，怎麼錄音啊！「萬事俱備，只欠東風」，實在很傷腦筋。

每次學生來找我聊天，我都會盡量想好話題，不然大夥兒光看著我，怪難為情的。我講了一個冷笑話讓他們猜，「櫻桃小丸子家到底是在賣什麼東西？」「不知道耶……」我告訴他們：「賣鞭炮啦！櫻桃小丸子的主題歌，第一句不就是『霹靂啪啦』嗎？」他們聽了笑得很大聲，我又問：「曉不曉得哪一種機最有錢？」他們還是想不出答案，我又告訴他們：「是提款機啦！」這次他們笑得更大聲。

不過，開心、歡笑畢竟只是短暫的，等學生離開後，當時留下的，還是強顏歡笑、憂鬱落寞的我。

有護士建議：「請學生幫你把話記錄下來啊！」可是如果這麼做，就會有很多學生圍過來，我會緊張地不知該說些什麼，而且我也不想讓太多人知道。每次有學生來，我都會逐一問他們家住哪裡？就這樣認識了住在北港的黃小姐，她和我一樣喜愛音樂，尤其是西洋搖滾、抒情樂。知道我出書遇到困難，黃小姐說：「許大哥，你放心，我願意來幫你的忙。」

星期天晚上九點多，黃小姐依約而來。我請她把錄音機準備好，等護士把呼吸器關掉，抽出氣囊裏的空氣，再套上發聲器，就準備要來錄音了。花了將近四十分鐘，費力地背誦出文章，將錄音帶放出來聽時，連我自己都聽不太清楚，大家又怎麼可能聽得懂呢？功虧一簣，我的心情也跌到了谷底！

為什麼會這樣子呢？因為肌肉萎縮症的緣故，氣切下面的肌肉裂開了一個約三公分的裂縫，日子愈久裂縫愈大，造成聲音漏氣，結果就是「模糊不清」。

真的沒有挽回的餘地嗎？我的理想就這樣注定無法實現了嗎？真不知如何形容那錯綜複雜的心情，只要能夠讓我完成我心願，我真的是「別無所求」啊！

肉體上再怎麼痛，我都不曾掉下眼淚，但不知道為什麼，心裡面的「痛」，我就是沒辦法忍住，眼淚像斷了線的珍珠一顆顆掉下來。我跟媽媽說：「我在這裡已經住了很多年了，也給家裡花了很多錢了，這種日子不知還要再過多久？我看還是回家算了。」媽媽說：「家裡沒有呼吸器，怎麼辦？」

「回家後，我就不必再用呼吸器了啊，因為過不了多久我就會死掉，等我死了之後，隨便把我燒一燒，骨灰裝在塑膠袋裡綁在氣球上，到時候它會自動在天上爆開，這樣我就自由了。」

「傻孩子，媽媽希望你能順其自然走完你的人生，不要再胡思亂想了，不可以這樣子動不動就哭，聽媽媽的話，要勇敢一點知不知道？」

其實，我是非常難過地想要對媽媽說：「我很不孝、很對不起您！您已經老了，我卻無法像別人家的兒子那樣來孝順你，反而要讓你辛苦地從家裡拿飯來醫院餵我吃；看到您的腳因為長骨刺而一跛一跛地走著，我有說不出口的不捨與心疼啊！」

媽媽離開之後，醫師的助理小姐走過來對我說：「許竣超，你不應該這樣對你媽媽說，你生病已經讓她很煩惱了，又莫名其妙講這些會讓她更煩惱的話，你仔細想想這對嗎？」一語驚醒夢中人，我怎麼可以再增添媽媽的煩惱呢？更何況我還說過要打破罹患肌肉萎縮症活得最久的世界金氏紀錄呢。

現在，我已經拿到臺灣金牌，接著我要拿世界金牌。

心的練習

以前住院時，院方和中國醫藥大學北港校區都會安排學生來和我們聊天解悶，幫我們度過無聊的日子，每次我講到冷笑話，可以聽到他們發自內心的大笑，雖然當下我也能感受到開心、歡笑的時光，等到它們一走，冷冷的病房還是獨留強顏歡笑、憂鬱落寞的我。但經過幾十年思考的成熟，我發覺，如果把笑誤認為是快樂，那這個快樂肯定不完美，即使笑起來，也會變得虛假。真正的快樂，應該是你有一天體悟了事情的真貌，打從心底產生的真正的快樂，甚至傻笑都會是真，而非別人笑，你也跟著人家笑。當你開始發現快樂之道後，就算是像我這樣退化僵硬、面無表情，別人一走近也能感受到我內心雀躍的情緒。

Chapter 6

第六章　永遠有希望

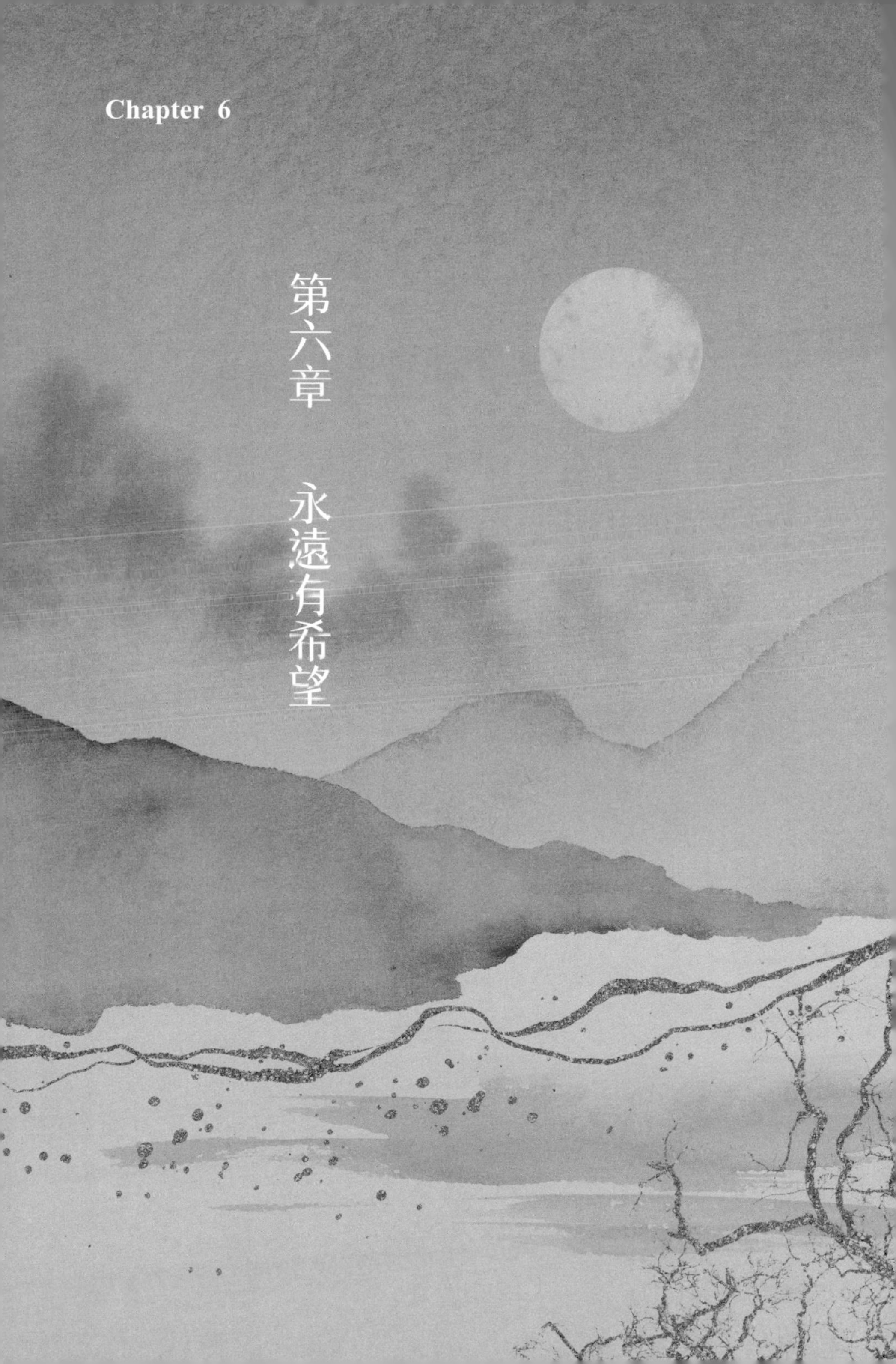

期待又落空與重燃希望

外科醫師曾幫我將氣切下的裂縫處縫合起來，可惜拆線後仍無法成功癒合；他建議我找整型外科用植皮的方法試試。我知道比較大的醫院會有整型外科，譬如中國醫藥大學臺中附設醫院，但是離家太遠，勢必會增添媽媽的負擔。為了這件事，我憂鬱了好長一段日子。

就在我束手無策、不知如何是好時，忽然想起了一個人—欣茹。我想請欣茹問大林慈院的整型外科醫師，能不能幫我將肌肉裂縫處縫補起來，卻不好意思請人打電話給她。

猶豫了好長一段時日，直到實在忍不住了，才鼓起很大的勇氣，請曾在大林慈院任職過的呼吸治療師宜蓁和欣茹聯絡。欣茹正在忙醫院的評鑑，她說會盡快抽空來媽祖醫院一趟。

那個星期天早上，我還在半夢半醒之間，看到一個人站在病床邊，仔細一看，是欣茹來了，我激動地差點兒說不出話來。欣茹從手提包裡拿出數位相機，說要拍攝回去給整型外科醫師評估看看。

「真的很不好意思，讓你花了這麼多寶貴的時間。」聽到我這麼說，欣茹語氣認真地表示：「一個人要完成某件事，就是要大家來『相挺』，像一座那麼大的金字塔，不也是靠下面的小石頭，一顆顆頂上去。」

我抱著滿懷希望的心，期待聽到好消息。兩個星期後的早上，護理部的人專程到呼吸照護病房告訴我，「阿超，欣茹要我轉告你，整型外科醫師評估的結果，認為這是一件很浩大的工程，並不是他們不想幫你做，而是有可能會造成生命危險。」

當時剎那間，我的腦海一片空白，整個人好像掉入萬丈深淵。難道我這輩子只能生不如死、絕望地過日子嗎？我真的很不甘心⋯⋯。

大約過了五天，護理長對我說：「超哥，剛才欣茹學姊打電話來，要我轉告你，再過幾天，有一位慈濟的潘師兄，會來跟你做溝通……。」

我心中充滿疑惑：要跟我溝通什麼呢？事情到了這種地步，還有什麼好溝通的呢？有誰會這麼愚蠢地來幫助一個已經躺在呼吸照護病床上的廢物呢？

我已經不清楚是怎麼在過日子了。只記得那一天，還在昏睡中，彷佛聽到護士在遙遠的地方喊著：「許竣超～有人要來找你喔……。」

我迷迷糊糊張開眼睛，看到病床左右邊各站了一個人；護士幫忙把床頭搖高後，我嚇了一跳，想不到床尾還站了五、六位面帶笑容、身穿深藍衣服的慈濟人。原來是潘師兄來了。剛開始，他也聽不太懂我說的話，反而是一旁的年輕小姐姿儀，像翻譯員一樣，把我的意思說給他聽。

潘師兄告訴我：「創作不一定非得用說話的方式啊！你也可以用電腦來創作，只要有心，我們會想辦法幫你克服困難的。」一位慈祥的年長師姊也說，她以前住在美國，就曾見過肢體殘障的人士，用嘴巴咬著一支棒子，再用棒子的尾端點觸電腦的鍵盤。

這時，呼吸治療師宜蓁剛好走進來，她很驚喜地對著年長師姊喊：「林媽媽，您今天怎麼會出現在這裡？」又對著我說：「許竣超，林媽媽是我們大林慈濟醫院的院長大人，你知道嗎？」

我又嚇了一跳，想不到院長大人也來媽祖醫院探望我。

「改天，我會帶一部電腦讓你試試。」聽到潘師兄的話，我一則以喜、一則以憂，喜的是慈濟重新點燃了我的希望，憂的是我從來不曾操作過電腦，「我不會打電腦，而且牙齒咬合不正，無法咬得住小棒子，手指又很僵硬、不靈活……。」潘師兄鼓勵我：「事情總是要試試才知道，不會打電腦沒關係，可以從頭學習啊！」

慈濟人離開後，我還是半信半疑：他們真的會無緣無故來幫助我嗎？會不會是在作夢？我的手已僵硬成這樣，怎麼打電腦？

心的練習

常看到許多文章提到「絕處逢生」，讓我想起了以前常聽人家說的：「當上帝關了這扇門，一定會為你打開另一扇窗。」或者峰迴路轉、撥雲見日，這都是在鼓勵大家不要放棄。我病發後就一直與病魔搏鬥，看病、打針、吃藥之外，每天就是看天花板數日子，從沒想過有朝一日能等到慈濟醫院的師兄、師姐們為我組裝了一部專屬電腦，從此開啟了我和外界的連結，從以前簡單的網頁、部落格，到現在有了臉書和 Line，如果您沒來到醫院現場，看見我就躺在病床上一動也不動，您還會以為我就是個正常人。

上天什麼時候給我們禮物，我們根本無法掌握，也沒得商量，就是做好自己、做好準備，用平常心、自在等待機緣的到來。很慶幸我母親照顧我順利上完小學和部分的國中學業，使用注音符號、簡單的英文都沒問題，所以去除肉體的折磨，我就跟大家沒什麼不同。這裡也想鼓勵病友們，只要你還能呼吸，就存有無限的希望。

一波三折

半個多月後的一個早上，潘師兄和姿儀又來媽祖醫院探望我了。姿儀拿出一台筆記型電腦，將它打開放在我的身上；潘師兄問我：「這台電腦該怎麼擺放，才能夠讓你好操作呢？」

「如果把床頭搖得太高，過不了多久，我的腳就會發麻難受，而我的手肘、手指都彎曲變形，根本觸摸不到電腦的鍵盤……。」潘師兄見我很緊張、不知所措的樣子，就說：「別擔心，我們只是先來研究看看，要怎麼設計才能讓你方便碰到鍵盤。」

折騰了一個上午，經過很多次測試，終於發現只要設計一個架子，把電腦平行固定在眼前，就可以用管子去點觸鍵盤了。那時，我真的是很興奮、激動與感恩，雖然我打字的速度會很慢，但是只要一字一字慢慢地打，只要還有一口氣在，相信總有一天會打出一本屬於自己的創作。但不知道為什麼，好事總是一波三折。三個星期後的早上，潘師兄和姿儀又來媽祖醫院探望我了。我有說不出的高興，以為架子已經做好了，電腦也可以使用了。姿儀卻告訴我：「電腦工程師說，筆記型電腦只適合放在桌上使用，如果平掛，會很快損壞的。」

所以，他們特別邀慈濟醫院的工務室主任一起來想辦法。了解我的情況後，工務室主任利用病人用餐的板車做了各種測試，最後想了想說：「電腦主機可以放在板車下面，螢幕可以設計成左、右移動或上、下調整式的放在板車上，電腦鍵盤就比較傷腦筋了……不過，或許可以用滑鼠來取代。

他們回去之後，護士告訴我，要設計一台適合我使用的電腦，可不是那麼簡單、容易的，我雖然也有點擔心，但還是期待那台電腦能順利改裝成功，千萬不要再出差錯啊！

為了讓我先熟悉鍵盤上注音符號的位置，淑嬌護理長特地請學生志工用厚紙板做一塊模擬電腦鍵盤送我。我利用下床坐在輪椅的時間，先熟記電腦鍵盤上注音符號的位置，並請教學生志工某些鍵的功用。

心的練習

罕見疾病病友發病的時間歷程大概都大同小異，只是有的早、有的晚，如果已經確診就是裘馨氏肌肉萎縮症，我的經驗歷程，可以給大家做參考。在此，也能很自豪地跟大家說：「你也可以很例外地打破常規活很久。」因為阿超都能做到。很多病友因為發病後生活品質變得很差，但我覺得外在的生活可以請人幫忙，但內心就要靠自己打掃乾淨，保持正向態度過日子，有了我的參考範例，就能規劃很多人生想做的事，因為我們腦子裡裝的東西非常不簡單，豐富的經歷成為我們成熟的養分，也讓我們更懂得感恩家人、感恩醫師、感恩朋友，不用懊悔過去，也不必擔心未來，認認真真著眼於現在，珍惜和家人相處的每一天，就不會有遺憾。

離愁

天下沒有不散的宴席，雖然我依依不捨，但是又能如何？該離開的時候還是要離開，誰都無法挽留誰，留下的只有那刻骨銘心的友情與回憶。早在三個星期前，媽媽送飯來餵我吃的時候，突然說：「轉到別的醫院去，好不好？」我靜靜地吃媽媽餵我的飯，什麼也沒說。

她並不是每次都會向我提起轉院的事，因為她知道我是一個重感情的人。為了這件事情，我們彼此沈默了一段時日。

直到有一天，我主動問媽媽為什麼要轉院？她說：「我已經打聽很久了，那家醫院的呼吸照護病房有洗澡床的設備，住院費也比較便宜，可以節省一點開銷。」媽媽不斷說著那家醫院的好，我卻想起在媽祖醫院的點點滴滴，曾經有學生志工為了和我聊天、聽我說一些有趣的事，把醫院走廊上整排用來給家屬坐的椅子，抬進呼吸照護病房。結果被淑嬌阿長知道之後，又叫他們再把那整排椅子，重新搬回走廊上，等他們把椅子搬回去後，我看到他們每個人臉上的表情，實在是很天真、很有趣！

雖然我刻意迴避轉院的話題，媽媽還是會不時提起。有一天，她煮了我愛吃的麵線，並用很溫柔的語氣告訴我：「超ㄟ，媽媽真的是為你好，才會想幫你轉院，那裏離我們家比較近，騎車只要轉一個彎就到了，你就可以每天吃到媽媽煮的新鮮飯菜啊！」

媽媽回家後，我的眼眶充滿淚水。為什麼我只會說、不會做呢？只會告訴她騎車要慢一點、要記得戴安全帽，而沒有真正替她著想過。媽媽老了，身體又時好時壞，卻時常冒著危險和炎熱、酷寒的天氣，拿著「有媽媽味道」的飯來餵我吃；這一次，我下定決心要順從媽媽的意思。

剩下的日子裡，我一一感謝照顧過我的護士——素娥、琇秀、靖茹、碧芬、惠晴、秋慧、子瑜、嘉鳳、鈴伎、仁理及呼吸治療師惠綾、婉玉、宜蓁，護工美黎、美雪、秋香、苹萍、瓊枝、鳳藝。

住進媽祖醫院多年來，惠綾怕我無聊，常拿家裏的ＶＣＤ放給我欣賞，真的很謝謝她對我的關愛。醫師助理素娥則提醒我：「你要記住喔，你的排便功能不太好，轉院後要記得天天大便喔！」

時間一分一秒過去，距離轉院的時間也愈來愈近，淑嬌阿長想幫我將東西裝箱，當她打開櫃子一看，驚訝地對我說：「哇塞～你櫃子裏的東西怎麼這麼多，有張振田與賀慕竹醫師的照片、ＣＤ、收音機、小型錄音機、泡麵、舒跑、番茄汁、水果、國旗、勾子，恐怕要兩個紙箱才夠裝……。」

下午一點，醫護人員和救護車來接我了，媽媽一個人騎著摩托車，冒著寒風、尾隨在救護車的後面，陪我一起轉院。就這樣，我離開了媽祖醫院，那一天是二〇〇四年十二月十三日。

新地方、新環境、新面孔、新樣式的呼吸器，我抱著既來之、則安之的心情面對陌生的「新所在」。離家快五年了，那天晚上，當我吃到媽媽現煮的又香、又甜、又好吃的地瓜粥及小菜時，忍不住哽咽地含著眼淚。沒幾天的工夫，我的體重馬上就增加了。只是讓媽媽辛苦的每天送飯來餵我吃，我真的很不捨、很心疼。

媽媽卻總是安慰我：「不會啦，怎麼會累呢！」

心的練習

接受挑戰吧。人們天生都有安逸於現況的現象，那是來自天性，不喜歡改變，但人生不可能一成不變，所以每到新環境不妨抱持著「嚐鮮」的心態來迎接。不論改變之後是更好還是變得不理想，那都是道路上不同的風景，就像有的人喜歡火車的快速，也有人喜歡公車的優閒。最重要的關鍵是你有沒有好好把握看風景的快樂。

人生總有離別時，天下也無不散的筵席，計畫更是永遠趕不上變化，當年發病後，很多人不看好我能活過卅歲，如今有的同學、朋友早已離世，冥冥之中的安排總令人無法捉摸。在這最後心的練習，願所有的朋友，都能珍惜當下，我們不知道變化何時來，用心去愛、用心感受你所有的一切吧。

永遠的感恩

轉院後的那個星期六上午，欣茹帶著兩個女兒和潘師兄、姿儀，專程到醫院探望我。有時候我真的是很懷疑，像我這樣一個一無是處的人，為什麼大家不但沒有嫌棄我、討厭我，反而更加包容我、接受我、幫助我。

三個星期後的午後，我又看到姿儀帶著大林慈院的何旭爵醫師等人來探望我。何醫師解釋，為了要設計出適合我使用的電腦手控模具，特地來拍攝我的手指活動照片，以便拿給研究設計的工程人員參考。

原來，事情並不像我想的那麼簡單啊！雖然他們叫我不要放在心上，但是我還是覺得給人家帶來麻煩，實在很過意不去。姿儀和何醫師帶著科技輔具基金會的設計師來過好幾次，不斷測試，希望幫我找出最適用的滑鼠。不過說真的，我有點被「滑鼠」搞得暈頭轉向的感覺。

日子過得真快，眼看農曆年也快到了，或許是年紀大了，我有一種不快點就會來不及的感覺。當設計師告訴我，過年後電腦就可以順利交到我手上時，我的心安頓了下來、不再飄忽不定。

我迫不及待地告訴媽媽這個好消息，媽媽當然也替我感到高興，但是她說：「你又不會打電腦，人家將電腦交給你後，看你該怎麼辦！」起初，我也是憂鬱了一下，接著就告訴媽媽：「慈濟人一定會教我怎樣使用，而且你忘了嗎？我學習東西的速度都很快，我就不相信我會做不到。」

我靜心等待這一刻的來臨。那一天是醫院為病患洗澡的日子，上午十點多，當護工幫我洗完澡、抱我上床休息時，何醫師、姿儀等人帶著電腦來了，我的一顆心「砰、砰、砰」跳得很厲害。

他們一一向我解釋說明後，我試著用拼音打出了第一句話——感恩。

「加油！」離開前，他們說期待能盡快欣賞到我的大作。聽到「大作」兩個字，我只有尷尬、臉紅地笑笑，小聲地回答：「好、好。」我連國中都沒畢業，怎麼談得上「大作」呢？

那一天是二〇〇五年三月十日，我開始學習電腦，準備完成我的理想。

後記——何謂肌肉萎縮症

文／蔡昆道醫師

肌肉萎縮症（Muscular dystrophy）大部分與遺傳有關，是一種基因缺損的疾病，肌肉細胞功能會隨著時間及年齡增加受損程度越嚴重，造成病患肢體無法活動自如，以致須依賴輔具、輪椅代步，甚至臥床，最終因影響呼吸肌及心臟肌肉而生命終止。

遺傳因子有兩種，體染色體顯性遺傳及體染色體隱性遺傳，前者為只要一對遺傳因子中存有一個顯性因子，就可以將這個因子所有的病徵表現出來，此種遺傳型式稱為體染色體顯性遺傳，例如顏肩肱型和肌強直型肌肉萎縮症。體染色體隱性遺傳為遺傳因子是在一對遺傳因子中，需存有一對隱性因子，才可以將這個因子的病徵表現出來，例如肢帶型、脊髓性肌肉萎縮和較少數其他型的進行性肌肉萎縮症。常見的裘馨氏和貝克氏肌肉萎縮症為性聯隱性遺傳，遺傳因子位在決定性別的 X 染色體上，此遺傳模式的病人大多數為男性，女性通常不會發病但會帶有缺損的基因。

肌肉萎縮症分為先天性肌肉病、肌原性肌肉萎縮症、脊髓性肌萎縮症、代謝性和內分泌性肌病、發炎性肌病、粒腺體性肌病、陣發性肌痲痺症。其中肌原性肌肉萎縮症是最常見且預後最差的肌肉疾病，癱瘓和早期死亡率最高，又可分為：裘馨氏肌肉萎縮症(Duchenne muscular dystrophy，DMD)、貝克氏肌肉萎縮症（Becker muscular dystrophy）、肢帶型肌肉萎縮症（limb-girdle type muscular dystrophy）、脊髓性肌肉萎縮症（spinal muscular dystrophy，SMA）、顏肩肱型肌肉萎縮症（facio-scapulo-humeral dystrophy，FSH）、肌強直型肌肉萎縮症（myotonic muscular dystrophy），遺傳形式、發病年齡、病程速度及受影響肌肉的分佈也有所不同，其中裘馨氏肌肉萎縮症最嚴重，目前尚無藥可治。

病患及家屬提供家族史給醫師可做為診斷肌肉萎縮症的參考，肌肉萎縮疾病的診斷是必須考慮各種肌肉萎縮疾病的特點，藉由了解病史及理學檢查評估並選擇適當的實驗室檢查來完成。病患最主要的症狀是肌肉無力及不適，通常以對稱性的近端無力為主，且會因腳跟肌腱縮短出現腳跟不易著地的情形，再藉由了解發病時間、病程速度、加重或減輕肌肉無力的因素、了解能夠完成某種動作的能力、肌肉萎縮的程度與範圍來幫助診斷。病患除了四肢肌力測定外，頭頸部的肌肉也會列入評估的項目，再綜合患者無力的分佈及肌肉的狀況，可讓醫師有一個大致的方向。

診斷肌肉萎縮症相關的實驗室檢查：①血中肌酸酐激化酵素（CPK）是評估神經肌肉疾病最有效的一項血液檢查，裘馨氏肌肉萎縮症通常會高於正常值二、三十倍。②肌電圖對於診斷肌肉及神經病變也很有幫助，通常必須檢查近端及遠端的肌肉，以了解疾病影響的範圍及其嚴重程度，神經肌肉交接處的傳導可以用重覆刺激測驗及單纖維肌電圖來評估，運動及感覺神經傳導速度對於周邊神經及神經根的病變更是基本的檢查。③肌肉切片可以提供診斷重要的依據，免疫組織化學染色法已成為肌肉病理實驗室必備的檢查，愈來愈多的抗體被用於肌肉疾病的診斷及研究上。借助不同的抗體可用以標示特定的物質或區分不同的細胞，而 dystrophin 的免疫組織化學染色，是以特殊的染色技術來顯示 dystrophin 蛋白在肌肉細胞分佈的情形。帶缺損基因的女性因為 dystrophin 蛋白較少，所以細胞膜上的染色會較淡，而患者的肌肉細胞切片上則幾乎看不到 dystrophin 的存在。對於診斷因 dystrophin 缺乏所造成的裘馨氏肌肉失養症 (Duchenne muscular dystrophy) 及貝克氏肌肉失養症 (Becker muscular dystrophy）相當重要。④肌肉影像檢查電腦斷層及核磁共振造影我們可以觀察肌肉中訊號的減弱或增強，肌肉體積大小的改變，以及那些肌肉受影響，以作為肌肉疾病診斷的輔助工具。⑤基因檢查目前用於神經肌肉疾病的分子遺傳學診斷更是與日俱增，許多型的肌肉萎縮症目前都可以用基因檢查的方法來診斷。

若孕婦被診斷為帶缺損基因者，或曾生過此類病童，則應於懷孕時接受產前診斷。可分為兩種方向進行：①鑑定胎兒性別：由於性聯遺傳的關係，帶缺損基因母親所生的男孩才有可能受害，故胎兒的性別非常重要，可於妊娠十週以後進行胎兒絨毛檢查或十五週左右進行羊膜穿刺，如檢查結果為男嬰，則必須進一步確定其基因型。②鑑定胎兒基因型：如果已事先知道孕婦為帶因者，醫師可以檢查胎兒的DNA是否有異常。利用絨毛或羊水細胞，醫師可以比對其基因標誌和病童是否相同，從而判定他繼承自母親的X染色體是否正常以提供是否繼續懷孕的參考。絨毛檢查遠優於羊膜穿刺，可於妊娠早期發現，若胎兒有異常需中止妊娠，對母親的身心傷害才可降到最小。

裘馨氏型肌肉萎縮症是所有進行性肌肉萎縮症中最常見的一種，首先提出詳細病例報告的是著名的法國生物學者裘馨氏，故以他的名字命名，也有人稱為杜顯氏肌肉萎縮症，男孩的盛行率為三千五～五千分之一，女性帶缺損基因率為一千五百分之一，疾病進行的速度也較快，患者常由於逐漸虛弱無力而在廿歲之前因呼吸系統感染或心肺衰竭而死亡。

裘馨氏型肌肉萎縮症是屬於性聯隱性遺傳，通常是因母親的 X 染色體其中一條有缺陷所造成，母親通常不會有徵狀，但若生下男嬰，且自母親遺傳到帶有缺陷的 X 染色體，則會罹患此症；若生下女嬰，即使健康，也有可能成為隱性帶因者，將缺陷基因繼續遺傳給下一代。致病基因在一九八六年被發現，位在 X 染色體短臂上的一段基因有部分缺損，而此段缺損的基因主要是控制肌肉組織中肌縮蛋白 (dystrophin) 的合成，肌縮蛋白對於維持肌肉細胞膜的完整性相當重要，病患因細胞內缺少肌縮蛋白，肌纖維膜變得無力脆弱，經年累月伸展後終於撕裂，骨骼肌肉細胞會壞死因而致病。由於控制肌縮蛋白合成的基因十分龐大，所以產生突變的機率也較高，根據統計結果，此類患者約四十％基因缺陷是來自於基因突變，六十％是來自於基因病變，換句話說，六十％患者致病的原因是由於母親的 X 染色體為帶缺損基因者。

患者在剛出生時通常無明顯症狀，發育大致正常，部分孩子動作發展比一般孩子稍慢，較晚會坐，直到三～五歲左右，父母會注意到孩子在走路時容易跌倒，經常踮腳尖，跑步、上下樓梯的動作較笨拙、吃力。初期時只在下肢出現肌無力，全身肌肉以骨盆近端的大肌肉先呈現左右對稱的影響，由於腰部脊椎旁的肌肉也受影響，孩子的脊椎前後異常彎曲，走路時小腹往前凸，因臀部肌肉無力，以身體左右搖晃和肩膀後縮的方式來代償，一旦跌倒或蹲下去則無力爬起來，必須使用雙手抓住附近的支撐物才能把身體撐起來，或需以雙手支撐在膝部慢慢由腿部「爬」上來，即所謂的高爾現象(Gowers' Sign)。

另一方面，患者的小腿後肌（腓腸肌和比目魚肌）因肌肉組織中蛋白質的缺乏，進而被結締組織與脂肪組織所取代，形成纖維化和脂肪化，造成小腿後側假性肥大，外表看起來肥厚，但肌力甚差，觸摸起來較硬，肌腱反射檢查呈現減弱或消失現象。疾病會隨時間逐漸進行，上肢近軀幹端大關節的肌肉也會受到影響，雖然手部的精細動作尚保留，但患者出現手無法舉高、刷牙日益困難，影響自我照顧能力。通常在十歲左右就失去步行功能，需靠支架輔具或輪椅代步，進而造成多處關節攣縮、變形。病患在二、三十歲時到了疾病末期可能因呼吸肌群或心臟肌肉受到波及，常因心肺衰竭或感染而提早結束生命。

裘馨氏肌肉萎縮症一般發病的過程，可分為早期裘馨氏肌肉萎縮症、裘馨氏肌肉萎縮症變遷期、裘馨氏肌肉萎縮症的無法行走期三個時期：

一、早期裘馨氏肌肉萎縮症：從得到診斷的時候開始（二～六歲），一直到有明顯的功能喪失發生（六～十歲），患童在早期就開始無力，在行走上除了走得慢外也容易疲累，跑跳時顯得不協調且慢。

二、裘馨氏肌肉萎縮症變遷期：約從六～十二歲開始，患童會發生明顯的姿勢調節、肌肉無力以及功能喪失等問題，更因不對稱的步態動作及肌肉攣縮形成脊椎側彎。

三、裘馨氏肌肉萎縮症無法行走期：約從十～十五歲開始，患童上肢無力的情形越來越明顯，遠端的肌肉如手腕和手掌無力，都會干擾功能活動，白天九十％以上的時間都在使用輪椅上，患童要靠穿支架才能走路，而且只能走短距離。

裘馨氏型肌肉萎縮的治療目前醫學尚無根本治療的方法，藉由物理治療能夠幫助預防及矯正關節變形，以延長自主運動的時間，患者透過物理治療中不同的運動訓練，例如：站立運動、主動或者被動式運動、呼吸及胸肺功能的運動等可以減慢病情惡化的速度、減少併發症和提高生活品質，在疾病的不同階段，肌肉運動有不同的目的，初期應儘量鼓勵病人進行主動式等長運動，透過肌肉張力鍛鍊來強化非主群組肌肉，輔助那些已萎縮的肌肉。一般來說，已萎縮的肌肉不會因運動而再強化。在疾病的後期，當病人再不能自行運動時，由他人輔助的被動式拉展運動應可防止肌肉及關節僵硬，並保持其靈活度，減少因長期位置固定所引起的痛楚和筋肉縮短所引起的問題。進行這種運動時應小心地轉動有關關節，良好的擺位可以避免肢體變形、脊椎側彎等問題。對於呼吸肌的訓練，一般而言，不鼓勵做激烈的呼吸運動，鼓勵病人盡量自己呼吸。運用適合的輔具及居家配置無障礙環境可增加病友自主與獨立性。

另外，針對脊柱側彎胸廓變形病患，執行脊柱矯正手術可矯正因肌無力所伴隨的脊柱側彎，減少因脊柱側彎胸廓變形造成的呼吸困難及神經壓迫症狀，此類病患平時應攝取均衡營養，以維持適當的體重，避免肥胖增加肌肉及心臟的負擔，搭配適度的運動可維持心肺功能健康，情緒方面，因身體限制，病患常有社會和情感適應問題，容易沮喪，症狀包括：體重改變、失眠、活動度減少和悲傷。而病患照顧者大多有悲傷、無助等情緒反應，病患及家屬的心理調適可藉由諮詢精神專家進行情緒輔導及參加支持團體讓他們可以更開朗，勇敢面對疾病。

呼吸系統方面，病患會因脊柱側彎進而影響呼吸功能、咳痰能力下降導致痰液蓄積，進而造成肺部感染、因為呼吸肌萎縮導致肺功能下降，造成慢性肺泡換氣不足，肌肉萎縮病患在感冒時易引發肺炎，可施打肺炎鏈球菌疫苗預防肺炎發生。當呼吸功能退化至一定程度時可選擇適當的醫療儀器使用，醫師會建議使用咳痰機、呼吸器、製氧機等以維持生理基本運作，改善因呼吸功能不足導致的各種不適。

在白天由於病人呼吸時快又淺及肺泡換氣不足，故缺乏有效的深呼吸，長期下來有慢性肺泡擴張不全，甚至有慢性缺氧症，應多鼓勵病患做規則深呼吸。夜間睡眠時，由於病患長期慢性肺泡換氣不足，使腦幹呼吸中樞驅力減少，當肺活量下降至正常的四十至五十%時，可能因二氧化碳滯留而於夜眠驚醒或惡夢，造成病患白天易精神不集中、嗜睡。若病人夜間睡眠血氧飽和度低於八十五%的時間超過一小時，最大二氧化碳分壓高於 50mmHg，則應於夜間使用呼吸器。

一般來說，初期肌肉萎縮症患者支持呼吸使用的呼吸器為非侵襲性呼吸器，稱為雙陽壓呼吸器 (BiPAP)，患者吸氣時，BiPAP 會供給較高的壓力，增加吸氣的容量；患者呼氣時，BiPAP 會自動降低壓力，幫助患者將肺部過多二氧化炭排出，若病程進展至雙陽壓呼吸器已無法供給足夠氣體使用，此時須透過插氣管內管或氣切插管並配合侵襲性呼吸器使用，侵襲性呼吸器具更多種呼吸設定模式供患者使用，以利呼吸順暢。

病人開始面對咳嗽力量不足的困擾時，可給予拍痰、使用咳痰機或使用呼吸器幫助肺泡擴張；呼吸肌肉群輕微退化時，病患為了維持肺活量應每日做適當的深呼吸練習之外，也應攝取適當水份來稀釋痰液以利痰液順利排出，配合照顧者適當、持續、有技巧的拍痰都有助於痰液排出，當呼吸肌退化嚴重時則必須抽痰避免痰液滯留造成肺炎。除了拍痰、抽痰之外，咳痰機（或稱助咳機）應用在肌肉萎縮症病患上也十分普遍，使用上比拍痰迅速，非侵入式的方式也較抽痰舒適許多，原理為在呼吸道中模擬正常咳嗽方式，快速產生正負壓力變化以協助清除深部呼吸道分泌物，維持呼吸道通暢。透過咳痰機協助，輔助病患做有效深呼吸，可幫助病患做擴胸動作，預防肺泡塌陷萎縮，有助於肺臟功能維持，且在病患感冒或呼吸道受到病毒感染出現大量分泌物時，可深度清除呼吸道分泌物，減少發展成為肺炎的機率。

裘馨氏型肌肉萎縮病患大部分沒有心臟不舒服的感覺，但心臟功能確實會受到疾病影響，研究顯示五十％的病患發現有心臟變化問題，經心臟肌肉切片可發現心臟纖維化的問題。針對此類病患建議做定期檢查追蹤，早期發現可早期治療，沒有不舒服並不代表沒問題，只是沒嚴重到不舒服的程度，若發現心臟衰竭問題則須以心臟藥物治療，並應減少攝取水份鹽分。

參考資料

・中華民國肌萎縮症病友協會
・照護一位裘馨式肌肉萎縮症合併呼吸衰竭病患之經驗
・裘馨氏肌肉萎縮症兒童主要照顧者壓力與社會支持之研究
・身心動作教育應用於裘馨氏肌肉失養症患者之個案研究
・衛生福利部國民健康署遺傳疾病諮詢服務窗口：Duchenne Muscular Dystrophy；DMD

谷羊文化 勵志系列 001

看見我，你就幸福了

作　　者　許竣超
主　　編　映慈
責任編輯　吳冠廷
美術設計　天心
校　　對　朱陸鳳

發 行 人　吳文學
出 版 者　谷羊國際文化事業有限公司
電　　話　(02)2941-1329
傳　　真　(02)8192-6741
地　　址　235 新北市中和區華新街 220 巷 3 號 2 樓
意見信箱　goyoung.com@msa.hinet.net
訂書信箱　ch7832312@yahoo.com.tw
印　　刷　文佑精彩整合社
總 經 銷　白象文化事業有限公司

出版日期　2021 年 10 月二刷
定　　價　299 元
ISBN　978-986-83677-2-2

國家圖書館出版品預行編目 (CIP) 資料

看見我，你就幸福了 / 許竣超著 .
-- 初版 . -- 新北市 : 谷羊國際文化事業有限公司 , 2021.09
面 ;　公分 . -- (谷羊文化勵志系列 ; 1)
ISBN 978-986-83677-2-2 (平裝)
1. 許竣超 2. 肌肉萎縮症 3. 臺灣傳記
416.64　　110015032